癌症标准手术图解
Atlas of Cancer Standard Surgery

胃 癌
GASTRIC CANCER

〔日〕山口俊晴 〔日〕佐野武 **主编**

吴永友 武爱文 **主译**

季加孚 李国立 **主审**

北京科学技术出版社

GANKEN STYLE GAN NO HYOUJUN SHUJUTSU IGAN
Edited by TAKESHI SANO

©2015 MEDICAL VIEW CO., LTD. All rights reserved.

Originally published in Japan in 2015 by MEDICAL VIEW CO., LTD.

Chinese (Simplified Character only) translation rights arranged with MEDICAL VIEW CO., LTD. through TOHAN CORPORATION, TOKYO.

著作权合同登记号　图字：01-2017-5577 号

图书在版编目 (CIP) 数据

癌症标准手术图解. 胃癌 /（日）山口俊晴，（日）佐野武主编；吴永友，武爱文主译. —北京：北京科学技术出版社，2022.1

ISBN 978-7-5714-1840-3

Ⅰ. ①癌… Ⅱ. ①山… ②佐… ③吴… ④武… Ⅲ. ①胃癌—外科手术—图解 Ⅳ. ①R730.56-64

中国版本图书馆 CIP 数据核字（2021）第 190456 号

责任编辑：李晓玢　张真真
责任校对：贾　荣
责任印制：吕　越
封面设计：申　彪
出 版 人：曾庆宇
出版发行：北京科学技术出版社
社　　址：北京西直门南大街 16 号
邮政编码：100035
电　　话：0086-10-66135495（总编室）　　　　0086-10-66113227（发行部）
网　　址：www.bkydw.cn
印　　刷：北京捷迅佳彩印刷有限公司
开　　本：710 mm × 1000 mm　1/16
字　　数：180 千字
印　　张：12
版　　次：2022 年 1 月第 1 版
印　　次：2022 年 1 月第 1 次印刷
ISBN 978-7-5714-1840-3

定　　价：148.00 元

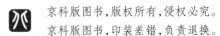

审译者名单

主　译　吴永友　武爱文

主　审　季加孚　李国立

译　者（以姓氏笔画为序）

于向阳　天津市中西医结合医院·南开医院

王利明　中国医学科学院肿瘤医院深圳医院

王懿恺　苏州大学附属第二医院

朴海燕　辽宁省肿瘤医院

吕　武　辽宁省肿瘤医院

闫永嘉　天津医科大学总医院

李　军　中国中医科学院广安门医院

李国立　中国人民解放军东部战区总医院

吴永友　苏州大学附属第二医院

武爱文　北京大学肿瘤医院

罗　奋　复旦大学附属华山医院

季加孚　北京大学肿瘤医院

赵　岩　辽宁省肿瘤医院

赵国华　辽宁省肿瘤医院

蒋小华　上海市东方医院

颜上程　苏州大学附属第二医院

译者序

辛丑年（2021年）正月初二的下午，阳光格外和煦，窗外传来高架桥上车辆川流的声音。随着最后一幅插图的文字修改完成，《癌症标准手术图解·胃癌》的翻译和修改暂时告一段落。尽管深知出版之前必将数易其稿，但我此刻已抑制不住撰写译者序的冲动。如此一反拖延常态，我自己都颇感惊讶，也生出些许欣喜。对于这本书，我确实是有感待发，近年来参与翻译的专著不下10部，而这本书无疑是最值得我期待的。

于情，我与癌研有明医院及众作者渊源颇深，翻译癌研的著作，是为了我与癌研人的友谊，更是为了回馈当年癌研对我的系统培养。2017年，我获得中日笹川医学奖学金，受当时的国家卫生和计划生育委员会派遣，第一次走出国门，赴癌研有明医院研修。山口俊晴名誉院长，当时他还是消化器官外科部长，冥冥之中选择了我这个弟子，我们由此结下了一生的师生情谊；大山繁和教授，我参与他的手术最多，我的开放手术风格深受他的影响，他的"外科手术是三分勇气、七分解剖"的教诲我至今难忘；佐野武院长当时还在国立癌症中心，他亲自到医院门口接我去见学（参观学习）的情景，至今历历在目；布部创也部长，虽然是我归国后才到癌研有明医院就职，但我们交流频繁，常常就彼此的新思路与新技术激烈讨论至深夜，结束时总以互道"顽张"（日语，加油之意）彼此鼓励。

于理，将体现日本顶级水平的手术专著介绍给国内同行是极富意义之事。癌研有明医院对胃癌的治疗，尤其是外科治疗，从20世纪30年代开始就处于世界领先水平。早期，癌研有明医院的传统优势在于标准手术与扩大根治术，2005年以后，微创、保留功能的手术逐渐成为该院胃癌治疗的一张名片。本书的作者中，有传统手术大家，如佐野武院长；有"扩大手术"的拥趸，如大山繁和教授；有世界知名的腹腔镜胃癌手术与保留功能手术专家，如比企直树原部长及布部创也部长；也有腹腔镜手术的后起之秀，如熊谷厚志教授；另外，尚有曾在癌研有明医院工作和学习过的日本胃癌领域的其他中青年专家。几位执笔作者与国内同行交流频繁，他们精湛的手术技术为不少同道所熟知，但落笔成文后或许更能体现术者独到的思考与匠心。

本书内容系统全面、浅显实用。书中首先介绍了至关重要的术式选择标准、术前准备与该院成熟的术后临床路径，然后介绍了胃切除与重建、淋巴结的清扫，最后介绍了腹腔镜探查、胃空肠短路手术与胃黏膜下肿瘤的腹腔镜联合内镜胃局部切除术。在形式上，本书一如癌研模式系列丛书的其他分册，精美的插图、别出心裁的页面编排、不厌其烦的细节突出，让人印象深刻、过目难忘。

本书适合广大的住院医生，尤其适合具有一定胃肠外科手术基础且希望进一步提高的外科医生。对于资深外科医生而言，本书也具有一定的借鉴意义，就像山口俊晴院长所说，"至少在 10 年内仍有参考价值"。诚如此，作为译者，我们将倍感欣慰与荣幸。

本书的翻译和出版受益于众多译者的无私奉献，也得到了北京科学技术出版社的大力支持，在此一并表示诚挚的谢意。因水平有限、琐事繁多，错误在所难免，不当之处，还望读者批评指正！

吴永友
辛丑年正月初二

写在本套丛书出版发行之际

关于标准手术,我有两点认识。一方面,标准手术并非一成不变,而是随着医学的进步不断变化。另一方面,手术基本原则的相关内容应该保留,这些内容在短期内不会有大的改变。

日本有关癌症手术的一些基本原则是从 20 世纪 60 年代开始,通过以癌研有明医院外科的梶谷镮教授为代表的诸多先辈的努力确立的。从单纯切除病灶开始,到合并系统性淋巴结清扫的根治性切除概念的普及,这些观念的改变很大程度上提高了手术疗效。之后,学者们试图进一步扩大清扫和切除的范围,但手术疗效并无明显提高,而这似乎暗示了作为局部治疗方法的外科手术已到了极限。现在我们已明确认识到,癌症一旦扩散到一定程度,就已不再是局部疾病,应该按全身疾病来处理。最具代表性的就是乳腺癌的保乳手术,从术后整形、保留功能手术的流行也可看出这一点。另外,随着抗癌新药的开发和放射治疗方法的进步,癌症治疗的原则也在逐渐地改变。

大概从 2000 年起,学术界以各学会或研讨会为中心,收集整理了癌症治疗的一些基本原则,并以《癌症治疗指南》的形式发布。在日本,最早是日本胃癌学会出版发行了《胃癌治疗指南》,随后各种肿瘤的治疗指南也相继公开出版。这套"癌症标准手术图解"丛书所讲述的肿瘤外科治疗原则,基本上也延续了这些指南的内容。

手术时必须明确局部解剖和病变的范围。随着影像学技术(如 X 线、CT、MRI、超声等)的飞跃发展,外科医生在术前可更加准确地了解血管走行和肿瘤范围,进一步加深对局部解剖的认知。另外,腹腔镜手术时医生可获得新的、放大了的视野,因此腹腔镜下局部解剖应该发展成为一个新的专科。腹腔镜下显示的精细的局部解剖与常规手术时直视所见完全不同,这也说明仅具备直视手术所需的解剖学知识是不够的。

本套丛书是在掌握了常规手术解剖知识和腹腔镜下解剖知识的外科医生与绘画师的团结合作下完成的,因此,书中的图片不是单纯的形态展现,而是基于癌症手术原则的最新局部解剖的再现。对执笔者和绘画师的努力,本人在此表示由衷的敬意。

2005 年癌研所搬迁至有明医院时,工作人员从仓库中发现了 20 世纪 60 年代梶谷镮教授的手术胶卷。虽然手术胶卷中显示的电刀和缝合线都很陈旧,但其中显示的梶谷镮教授施行癌症根治术的原则和我们现在的手术没有什么区别，对此我们都很诧异。

这套"癌症标准手术图解"丛书简单明了地显示了基于癌症外科手术原则的、变化不大的标准手术。我们确信，对学习癌症手术的医生来说，本套丛书至少在 10 年内仍有参考价值。

癌研有明医院

山口俊晴

2014 年 1 月

序

胃在人体的消化过程中有着重要的作用。由于胃的手术或多或少会损害胃的功能，因此，胃癌手术方式的选择应兼顾根治性与功能性两个方面，而根治性应是优先考虑的。胃肠外科医生首先应掌握安全开展根治性手术的技术，然后再根据"功能性"这一要求改良手术方式。但是，改良手术方式需要有充分的依据，实非易事。

癌研有明医院每年开展超过 500 例的胃癌切除手术，全部病例均通过每周两次的术前讨论会确定手术方式。参加术前讨论会的还有食管、大肠及肝胆胰方面的外科医生，主治医生提出的术式要得到全体医生的认可。我们谨慎地引入新术式，并时常对传统术式进行评价。即使根据一定的标准来选择术式，也可能出现变异，如行开腹远端胃切除术 +D2 淋巴结清扫时，在从切皮至关腹的 3 小时内，每个环节的变异都是惊人的。我们的原则是，不一味沿袭癌研有明医院的传统手术方式，而是合理发挥每个医生擅长的技能，进而开展正确的 D2 淋巴结清扫及更加安全的腹腔镜下微创胃切除术。

本书介绍了癌研有明医院的胃癌手术的主要术式。癌研有明医院将不同术式应用于大量的临床病例中，并进行对比和评价。癌研有明医院的目标是追求不断进步的技术，希望读者能通过本书理解这一点。

佐野武

2015 年 2 月

目录

I. 总论

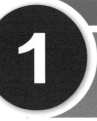

1 术式选择标准

癌研有明医院消化中心外科　佐野武

胃癌手术的种类（表Ⅰ-1-1）

胃癌的定型手术包括伴随 D2 淋巴结清扫的远端胃切除术和全胃切除术。此外,早期胃癌的缩小手术有保留幽门胃切除术与近端胃切除术。可进一步缩小切除范围的胃节段切除术与胃部分切除术仅限于患者处于高风险等特殊情况时采用。

非治愈性手术包括因出血和梗阻所行的姑息性手术和短路手术,以及有望改善患者预后的减瘤手术。对于无出血和梗阻的不可治愈的病例,减瘤手术缺乏循证医学的依据,应考虑尽快开始化疗。

胃癌术式的选择标准

肿瘤的位置与进展程度是选择胃癌术式的重要标准（图Ⅰ-1-1）。肿瘤浸润深度（T）和淋巴结转移程度（N）对于术式的选择很重要,但在术前和术中难以通过肉眼进行判断,特别是淋巴结转移程度,因此,最好将手术范围规划得大一些,将切除范围扩大一些。在此基础上,结合手术的风险,决定最终的式式。

对于距贲门约 3 cm 的 T1N0 胃上部肿瘤,可选择近端胃切除术或远端胃切除术。需要注意的是,行远端胃切除术可导致 No.2 淋巴结及胃后动脉周围淋巴结清扫得不彻底。

表Ⅰ-1-1　胃癌手术的种类（2011 年胃癌治疗指南委员会）

全胃切除术（total gastrectomy, TG）	切除全部胃,包括贲门（食管胃接合部）和幽门（幽门管）
远端胃切除术（distal gastrectomy, DG）	切除包括幽门在内的胃大部,保留贲门。标准手术为切除 2/3 以上的胃
保留幽门胃切除术（pylorus preserving gastrectomy, PPG）	切除部分胃,保留胃上部 1/3、幽门及部分胃窦
近端胃切除术（proximal gastrectomy, PG）	切除贲门（食管胃接合部）及部分胃,保留幽门
胃节段切除术（segmental gastrectomy, SG）	保留贲门和幽门的胃全周性切除,不属于保留幽门的胃切除术
胃部分切除术（local resection, LR）	胃的非全周性切除

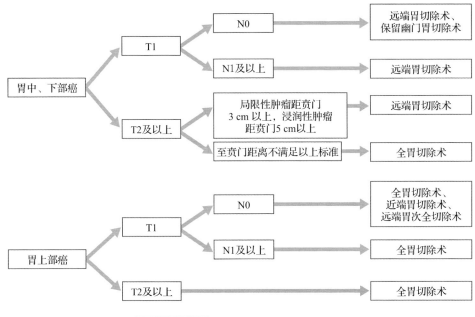

图 I-1-1 胃癌术式的选择标准

腹腔镜手术

对于腹腔镜手术熟练的外科医生,在技术层面上可以做到与开腹手术同等程度的胃切除和淋巴结清扫。多中心Ⅱ期研究也已证实腹腔镜下远端胃切除术的安全性(其中入组病例最多的是癌研有明医院)。

然而,对于原发病灶的保护性操作与肿瘤进展程度的术中诊断,腹腔镜手术目前尚未被证明与开腹手术没有差距,并且也缺乏长期预后的相关证据。T1/T2N0胃癌腹腔镜手术与开腹手术的随机对照研究正在进行。在癌研有明医院,原则上将腹腔镜手术的适应证限定为早期胃癌。《胃癌治疗指南》(第4版)将Stage Ⅰ期胃癌作为腹腔镜手术的适应证,自2014年4月以来,T2N0胃癌的远端胃切除术也被纳入腹腔镜手术的适应证。

参考文献

[1] Katai H, et al: Safety and feasibility of laparoscopy-assisted distal gastrectomy with suprapancreatic nodal dissection for clinical stage I gastric cancer: a multicenter phase II trial (JCOG 0703). Gastric Cancer 2010; 13: 238-44.

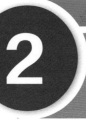

术前准备

京都府立医科大学外科学教室消化外科学部　小菅敏幸

术前管理

　　为安全地开展胃癌手术,外科医生必须同时具备熟练的手术技巧和丰富的围手术期管理知识及经验。在术前管理中,除准确诊断病变外,充分评估与控制全身状况和并发症也很重要。近年来,腹腔镜手术的引进使胃癌手术微创化;自动吻合器、缝合器、超声凝固切开装置及血管闭合系统的使用缩短了手术时间,减少了出血量,使得胃癌的术后恢复比较平稳。不少机构引入临床路径,癌研有明医院于 2000 年也引入临床路径,近年来又吸收了加速康复外科(enhanced recovery after surgery, ERAS)等理念,以使临床路径在运用中不断完善。

　　随着高龄与肥胖病例的增加,存在缺血性心脏病和糖尿病等并发症的患者也在增加,必须通过专科会诊进行充分的术前评估,从而控制并发症和预先确认围手术期处置措施。胃癌术后可能出现各种并发症,通常认为术前营养状况与术后并发症相关,对于营养不良的患者,术前改善营养状况也很重要。

术前检查和术前准备

　　术前常规检查如表Ⅰ-2-1 所示,术前要增加的检查和处置见表Ⅰ-2-2 。这些检查和处置基本上在门诊完成,如无并发症,则在术前 2 日入院。

表Ⅰ-2-1　术前常规检查

病变的评估	①胃镜 ②腹部增强 CT ③胃透视 ④钡剂灌肠和肠镜 ⑤肿瘤标志物(CEA、CA19-9、AFP 和 CA125)
血常规检查、凝血功能检查和生化检查	①有无贫血 ②有无凝血异常 ③肝功能 ④肾功能 ⑤血糖、糖化血红蛋白 ⑥营养状况(总蛋白、白蛋白、前白蛋白等)
心功能检查	①胸部 X 线 ②负荷心电图
肺功能检查	①胸部 X 线 ②肺活量或血气分析

表 I-2-2　术前要增加的检查和处置

增加的检查	
病变检查	超声内镜（EUS）、胸部 CT、腹部超声、腹部 MRI、骨显像、PET 等
心功能检查	心脏超声检查、负荷心肌灌注扫描、冠状动脉 CT 和心导管检查
处置	
改善贫血	补充铁剂、输血
改善脱水和营养状态	输液、肠内营养
糖尿病	控制血糖（控制不良的病例要提前入院治疗）
呼吸训练	所有病例均行呼吸训练
确认停药	停用抗血小板药物、抗凝剂、三环类抗抑郁药等

1 病变的评估

在病变的评估中，胃镜和腹部增强 CT 是必做项目。另外，如有必要，应增加检查项目，以对每一个病例进行充分的术前评估。

胃透视检查和胃镜检查

通常，主要通过胃透视检查和胃镜检查诊断胃癌及判断肿瘤浸润深度。胃透视检查因侵袭性小而被广泛采用，但受病变部位（如前壁）、胃扩张程度及黏液状态的影响，有时很难判断病变的有无。术前预判食管浸润性胃癌和弥漫性胃癌的侵犯范围及病变位置是非常有用的，有助于术式的选择。对于保留功能的手术（保留幽门胃切除术或近端胃切除术）及腹腔镜手术，术前预判病变位置可提高手术的成功率。

随着设备的进步，胃镜检查可获得清晰的图像，可观察到黏膜的细微变化，是胃癌诊断的必查项目。同时，胃镜检查也可识别胃表面结构的变化，并通过充气观察胃壁的硬度及肿瘤体积，以获得肿瘤浸润深度的有用信息。

近年来，随着 EUS 和窄带成像技术（narrow band imaging, NBI）的应用，对肿瘤的浸润深度和范围可进行更详细的判断。除诊断外，也可根据需要，以夹子或点墨标记病灶周围，为术中确定胃切除的范围提供参考。腹腔镜手术的适应证主要是早期胃癌，由于术中往往不能识别病变部位，因此必须在术前用胃镜在病变周围进行阴性活检，并在该处进行标记。

腹部增强 CT

腹部增强 CT 是诊断肿瘤转移的重要手段。除造影剂过敏、严重甲状腺疾病和支气管哮喘以外，原则上均使用造影剂。腹部增强 CT 可显示病灶的局部侵犯、淋巴结转移、其他脏器转移及腹膜播散等改变。与既往的厚层 CT 相比，薄层 CT 可以更准确地诊断转移。包括早期相在内的动态研究，可以把握血管的走行，预先了解血管走行变异，提高手术的安全性。

腹水是胃癌腹膜播散的常见征象，应注意观察。

对于晚期病例或食管受累病例，应结合胸部 CT，判断有无肺转移及纵隔淋巴结转移。

■ 钡剂灌肠、肠镜检查和其他检查

尽管钡剂灌肠和肠镜检查均可用于筛查多重癌，但在评估胃癌的腹膜播散及大肠直接浸润时，钡剂灌肠的效果更好。此外，根据怀疑的转移部位，应适当增加腹部超声、腹部 MRI、骨显像等检查。

FDG-PET 仅用于各种影像学检查无法诊断或肿瘤标志物升高而其他检查不能确认的病变。由于很难通过影像学检查诊断早期的腹膜播散，因此，对于容易出现腹膜转移或腹腔肿瘤脱落细胞阳性的 Borrmann Ⅲ 型胃癌和 Borrmann Ⅳ 型胃癌，应进行腹腔镜探查。

❷ 全身状况及并发症的评估

为评估全身状况，常规行血常规检查、凝血功能检查、生化检查、胸部 X 线检查、腹部 X 线检查及心电图与肺功能检查。即使是急诊手术，也必须在术前完成这些检查。对于择期手术，为缩短等待时间，应尽可能在初诊时完成术前常规检查，并尽量在同一天进行追加检查、转诊及用药。如果患者有严重的并发症，则于门诊请麻醉师会诊。

■ 心电图及肺功能检查

在癌研有明医院，术前心电图尽量采用负荷心电图，以避免因漏诊潜在的缺血性心脏病而出现术后心肌梗死。如果负荷心电图为阳性，则应在心脏科会诊的基础上，进行心脏超声、负荷心肌灌注扫描、冠状动脉 CT 和心导管等心功能检查。如有必要，先治疗冠状动脉疾病。

肺功能检查主要通过肺活量计进行，必要时行血气分析。无论患者有无慢性呼吸道疾病，均应接受术前呼吸训练。患者必须在术前戒烟，从初诊开始就严格戒烟，最好戒烟 4 周。

■ 血常规检查、凝血功能检查、生化检查

如因肿瘤出血导致贫血，则给予铁剂或输血，患者的术前血红蛋白应升至 90 g/L 以上。血糖控制不良的患者应提前入院，在内分泌科医生的管理下，用胰岛素严格控制血糖。口服抗血小板药物或抗凝剂的患者，应在术前停药，如无法停药，则在住院后行肝素抗凝治疗至手术前。参考活化部分凝血活酶时间（APTT）值，以肝素（1 万 ~1.5 万单位 / 天）持续静脉滴注。术

前停用三环类抗抑郁药和单胺氧化酶（MAO）抑制剂,但应在停药前请精神科医生和神经科医生会诊,确定围手术期的应对措施。

3 营养管理

胃癌术后可出现吻合口瘘和胰瘘等并发症。术前营养状况被认为与术后并发症相关,营养不良患者的术前营养管理很重要。在癌研有明医院,营养支持团队会筛选营养不良的患者,并让患者接受营养评估。因幽门狭窄或贲门狭窄导致进食困难的患者通常存在营养不良,应尽早入院接受术前营养管理。对于前白蛋白低于 150 mg/L 的重度营养不良患者,应将手术延期,进行 2 周左右的术前营养管理。

■ 肠内营养

对于因幽门狭窄导致进食困难的患者,应积极行鼻饲营养支持（图Ⅰ-2-1）。与全肠外营养（TPN）相比,肠内营养的摄取效率更高,并可预防肠黏膜萎缩和细菌移位。

通过检查评估病变后,在 X 线透视下将鼻饲管插至近端空肠。对于贲门狭窄的患者,也可将鼻饲管插入胃内。根据 Harris-Benedict 方程计算基本能量,并乘以活度系数和应激系数,计算出总能量。每日蛋白质的基本给予量以每千克体重 0.8 g 为宜,实际给予量根据代谢亢进的程度而定。脂类供应量按照总能量需求的 25% 给予,其余所需能量由糖类提供。肠内营养旨在将供应的能量增加至 1200~1600 kcal,但肠内营养中的脂类含量往往不足,需要通过外周输注脂肪制剂进行补充。即使出现腹泻,也不应立即停止肠内营养,而应先给予整肠剂。

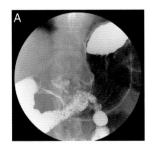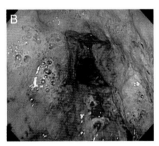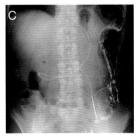

图Ⅰ-2-1　**幽门狭窄患者留置的鼻饲管**

A 和 B. 幽门狭窄患者的 X 线透视及胃镜表现;C. 患者留置的鼻饲管

4 术前准备

为实现围手术期管理的标准化,使医患或医务人员之间做到信息共享,我们引入了临床路径（详见"术后临床路径"）。临床路径分为医务人员版与患者版,入院时将患者版交给患者,使患者了解围手术期的基本过程,让患者顺利入院,并缓解他们的不安情绪。

胃癌病例多存在胃排空功能低下的情况,可正常饮食至手术前日中午,手术前日的晚餐改为流食。如因幽门狭窄等原因导致胃内容物潴留,则应考虑留置胃管。术前准备时,不行机械性灌肠。由于术中基本上都要切开脐部,因此在手术前日要进行脐部处理。

参考文献

[1] 渡邊良平ほか: ERAS に基づく術前・術中・術後管理, 領域別 胃外科; ERAS の実践. 消化器外科 2011; 34: 407-14.

[2] 窪田 健ほか: がん患者の周術期管理のすべて, 周術期管理の実際 幽門側胃切除. 外科治療 2011; 104: 598-603.

[3] 愛甲 丞ほか: 術前・術後管理必携, 術式別術前・術後管理 胃 幽門側胃切除術. 消化器外科 2012; 35: 646-9.

[4] 峯 真司ほか: 術後食を再考する 新たなエビデンス構築にむけて, 胃食道外科における術後食の実際. 臨床栄養 2011; 118: 449-52.

[5] 熊谷厚志ほか: 各種病態時の栄養とその管理, 胃手術後の栄養障害とその管理−医師の立場から. 成人病と生活習慣病 2012; 42: 225-9.

[6] Bae HJ, et al: Prealbumin levels as a useful marker for predicting infectious complications after gastric surgery. J Gastrointestinal Surg 2011; 15: 2136-44.

3 术后临床路径

杏林大学医学部外科学教研室（胃肠外科）**桥本佳和**

针对胃癌,癌研有明医院使用3种临床路径:①胃切除术路径;②胃部分切除术路径;③腹腔镜探查路径。在3种临床路径中,最常用的是胃切除术路径。无论是开腹手术还是腹腔镜手术,无论是全胃切除术还是远端胃切除术,均使用同一临床路径。

图Ⅰ-3-1所示的临床路径(患者版)向患者说明了术前准备、围手术期检查及术后相关事项等内容。此外,患者对术后相关事项的理解也很重要,我们还准备了关于胃的功能、胃切除术后相关并发症,以及饮食相关注意事项的告知说明书(图Ⅰ-3-2)。建议药剂师与营养师常驻病房,从患者入院开始,即针对临床路径所涉及的药物管理与营养管理对患者进行积极宣教。

本节主要讲解胃切除术路径(图Ⅰ-3-3),包括术后并发症的应对措施,并按照路径的时间顺序进行介绍。

胃切除术路径

1 手术当日

手术当日应注意麻醉苏醒状况、呼吸状况、循环动力学状况及有无出血。术后第2日易发生血管内脱水,应了解术中液体平衡情况,综合评价血压和脉搏等因素,确定补液量。在临床路径中,输液以补充细胞外液为主,应注意尿量是否减少,根据情况适当地使用白蛋白制剂、利尿剂及儿茶酚胺等药物,确保尿量正常。

留置引流管

在癌研有明医院,全胃切除术患者均应留置引流管。虽然留置引流管有助于发现术后出血和胰瘘,但也有报道认为,留置引流管并不能减少吻合口瘘等并发症。考虑到并发症的发生频率低,且引流管妨碍患者早期下床活动,故远端胃切除术后多不留置引流管。留置引流管时,可能导致逆行感染,故应放置细径(19Fr)的吸引式引流管,并于术后第2~3日拔除。术后除监测生命体征外,还要观察引流液的颜色和性状,如果引流管内的血性引流液超过100 ml/h,则应考虑再次手术。

接受胃手术的 ×× 先生／女士

住院日期	入院 月　日	术前 1 日 月　日	手术当日 月　日	术后第 1 日 月　日	术后第 2 日 月　日
饮食	●正常饮食（可能根据医嘱有所变动） ●无限制	●早餐和午餐为 5 分粥，晚餐为流食 ●晚上 9 点以后禁食，如果口渴，可漱口	●禁食，如果口渴，可漱口	●可饮水（总量不超过 300 ml），由护士持杯子。需饮水时，请告知护士 ●开始练习坐、站立，如有可能，练习行走（在护士陪同下）	●可开始饮用果汁（不含纤维的果汁） ●不限制饮水量
活动			●术后安静卧床（可在床上活动身体）：①屈膝关节；②屈伸脚踝和胸趾		●练习行走（在护士陪同下）
排泄	●将尿液收集到定容器中 ●确认大便次数		●术中留置导尿 ●确认有无排气、排便（术后 2～4 日排气）		●上午拔除导尿管（使膀胱恢复充盈）
清洁	●可进行冲澡 ●每天刷牙 3 次 ●认真洗手和漱口	●剪手指甲和脚指甲 ●去除指甲油、妆容 ●淋浴后，身体与头发勿抹油或抹乳霜	●术前刷牙 ●如有出汗，则擦拭身体	●擦拭身体 ●刷牙和漱口	
检查	●进行手术相关的必要检查（验血、心电图、X 线等），确认有无压痛（直至出院为止）	●上午清洁腹部 ●腹部备皮（根据需要） ●上午 10 点眼用泻药 ●必要时灌肠	●X 线检查（术中） ●面罩吸氧、心电监护、监测血糖	●验血、X 线检查（检查前晚向患者说明） ●去除面罩吸氧和心电监护 ●监测血糖	●量体重 ●测血糖
输液	●必要时输液		●如下午手术，则上午开始输液 ●术中于背部留置镇痛泵，使用 3 日（疼痛和失眠时使用） ●24 小时连续输液		
呼吸	●清醒时进行呼吸训练（使用呼吸训练器），每小时训练 5～6 次 ●练习深呼吸 ●练习咳痰		●深呼吸 ●将痰咳出	●做吸入训练 ●刷牙和漱口	
说明与指导	●下午 1 点开始观看呼吸训练和防误咽录像 ●关于转 HCU 病房、ICU 病房的说明	●失眠患者可服用安眠药（经麻醉师许可）	●进入手术室，取下义齿、手表、框架眼镜和隐形眼镜的患者要确认 ●麻醉师进行访视与说明 ●转送 HCU 病房及 ICU 病房的患者个人物品交给家属	●为预防术后并发症，劝导患者下床活动	

（待续）

住院日期	术后第 3 日	术后第 4 日	术后第 5 日	术后第 6 日	术后第 7 日	术后第 8 日	术后第 9 日	术后第 10 日	术后第 11 日	术后第 12 日
	月 日	月 日	月 日	月 日	月 日	月 日	月 日	月 日	月 日	月 日
饮食	● 从半量 3 分粥开始 ● 根据情况,开始进食的日期可能会延迟 ● 可在食物上放梅干或其他调味品 ● 饭后不应立即躺下,保持身体直立超过 30 分钟	● 从半量 5 分粥开始 ● 在 10 点和 15 点可吃点心	● 从半量全粥开始 ● 慢慢咀嚼,进餐时间超过 30 分钟 ● 不要吃到胃部发胀			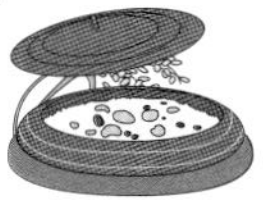	● 可进食半量全粥(餐间加点心)			
活动	● 无限制(尽量活动身体,以防止术后出现并发症和压疮) 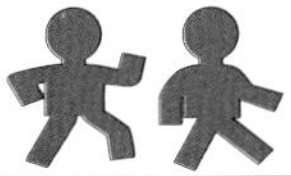					● 无限制(尽量活动身体)				
排泄	● 确认有无排气、排便,将尿液收集在指定容器中					● 确认有无排气和排便 ● 停止收集尿液				
清洁	● 擦拭身体	● 可以淋浴(如有输液或留置管的情况,请告诉护士)				● 可以淋浴				
检查	● 验血、X 线检查、监测血糖				● 验血、X 线 ● 检查及测体重 ● 拆线	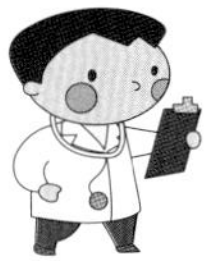				
输液	● 夜间不再输液 ● 疼痛或失眠时,如有必要,可用药 ● 开始口服助消化药物	● 口服助消化药物 ● 输液		● 不再输液						
呼吸	● 进行呼吸训练									
说明与指导	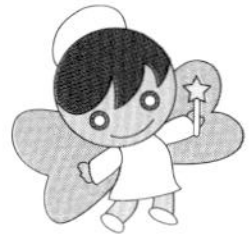	● 营养师进行营养指导(患者与家属一起接受指导)		● 注意补充水分 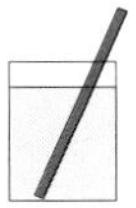		● 护士进行出院指导		● 观察恢复情况安排出院 ● 如需止痛药或泻药,请于出院前 1 日告知我们 ● 出院时请拿好门诊预定时间表和出院处方 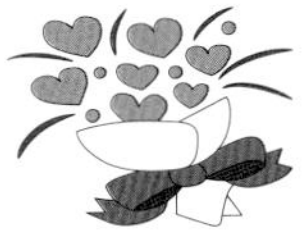		

注:根据患者的个体情况,具体内容可能有所变化。如有不明确之处,请随时联系我们。

图 Ⅰ-3-1 临床路径(患者版)

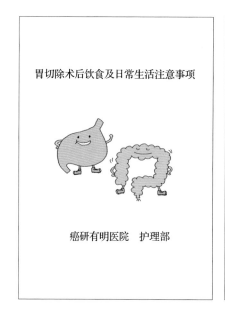

胃切除术后饮食及日常生活注意事项

癌研有明医院　护理部

图Ⅰ-3-2　告知说明书（封面与目录）

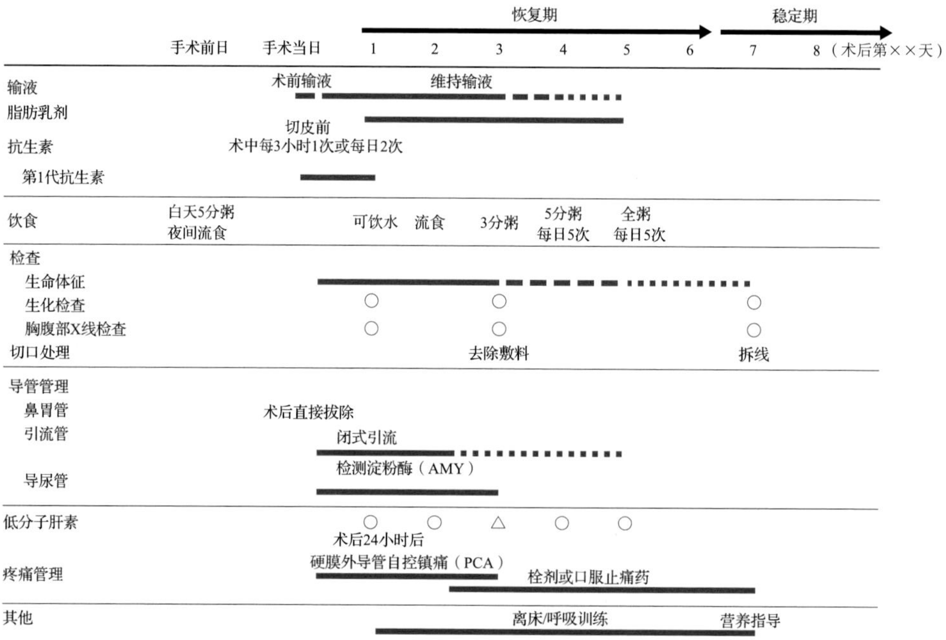

	手术前日	手术当日	恢复期 1	2	3	4	5	6	稳定期 7	8（术后第××天）
输液		术前输液			维持输液					
脂肪乳剂		切皮前								
抗生素		术中每3小时1次或每日2次								
第1代抗生素										
饮食	白天5分粥 夜间流食		可饮水	流食	3分粥		5分粥 每日5次	全粥 每日5次		
检查										
生命体征										
生化检查			○			○				○
胸腹部X线检查			○							○
切口处理						去除敷料				拆线
导管管理										
鼻胃管		术后直接拔除								
引流管			闭式引流							
			检测淀粉酶（AMY）							
导尿管										
低分子肝素			○	○	△	○	○			
			术后24小时后							
疼痛管理			硬膜外导管自控镇痛（PCA）							
				栓剂或口服止痛药						
其他					离床/呼吸训练				营养指导	

图Ⅰ-3-3　胃切除术路径

在临床路径中,手术当日的检查只有 X 线检查。术后应根据生命体征的变化、呼吸模式的异常、腹部张力及引流液性状,及时进行验血、超声等检查,力求早期发现并发症。如果怀疑吻合口出血,应立即行胃镜检查。在术后需要通过 X 线检查确认的事项中,腹腔内异物、引流管的位置及有无皮下气肿等情况为必查项。

■ 鼻胃管

使用鼻胃管虽有助于发现吻合口出血,但也会增加呼吸系统并发症的发生率。如果术后 X 线检查确认无残胃扩张和消化道异常积气,则在拔除气管插管后立即拔除鼻胃管。

■ 感染的预防

在感染的预防方面,根据 1999 年美国疾病预防与控制中心（Centers for Disease Control and Prevention, CDC）发表的手术部位感染预防建议,分别于手术切皮前、术中每隔 3 小时、术后每隔 12 小时至术后第 2 日给予第 1 代头孢菌素。

② 术后第 1 日

术后第 1 日开始刷牙和漱口,并可饮水 300 ml。口腔清洁及尽早下床对预防呼吸系统并发症至关重要,应积极推行。尽早下床是防止肺不张、肺炎和肺栓塞等呼吸系统并发症及肠梗阻的重要措施。由于术后疼痛会影响患者下床活动,因此除使用抗凝剂和抗血小板药物等的患者外,其余患者均使用芬太尼硬膜外导管自控镇痛（PCA）持续给药,如镇痛效果不佳,则联合静脉给药和使用栓剂。

■ 肺栓塞的预防

为防止肺栓塞,从术中至下床前行间歇性气压治疗,并于术后 24 小时后开始给予低分子量肝素,持续使用至术后第 5 日。但临床路径规定,在术后第 3 日拔除硬膜外导管,并且在术后第 3 日的早晨暂时停用低分子量肝素。

■ 验血、X 线检查及导管管理

术后第 1 日的检查包括验血、X 线检查和引流液淀粉酶的测量。如果引流液淀粉酶的含量在 4000 U/L 以下,则于术后第 2~3 日拔除引流管;如果引流液淀粉酶的含量大于 4000 U/L,则于术后第 3 日复查;如果引流液淀粉酶的含量是血清淀粉酶的 3 倍以上,则开始按照胰瘘处理。验血时应注意炎症的严重程度,有无贫血,肝功能、肾功能和电解质有无异常,并结合生命体征的变化,全面掌握患者的状况,调节输液量,考虑使用白蛋白制剂。

在癌研有明医院的临床路径中,为增加外周输液制剂的供给热量,自术后第 1 日开始给予 2500 ml 氨基酸和 250 ml 脂肪乳。通过 X 线检查了解肠道气体的量,以及有无心功能不全、肺不张和残胃扩张。创面覆盖着半透明敷料,无须消毒,但不可忽视对创面的观察。

3 术后第 2~6 日

恢复饮食

术后第 2 日，开始恢复饮食，可自由饮用果汁与水。自术后第 3 日开始，逐日开始进食 3 分粥、5 分粥和全粥。从 5 分粥开始，每天进食 5 次，开始进食点心。

胃癌术后，为避免倾倒综合征，患者应少食多餐。在癌研有明医院，术前会发放如图 I-3-2 所示的告知说明书，对胃切除术后的饮食相关注意事项进行宣教。此外，术后第 4 日，患者家属与患者可以一起接受营养师给予的营养指导。

利尿期

术后第 3 日左右为再灌注期。如果不能确保充分利尿，则可能导致心力衰竭和肺水肿，特别是高龄患者。在癌研有明医院的临床路径中，术后第 3 日进行验血和 X 线检查，注意有无心力衰竭、肺水肿和肠梗阻等并发症。如果术后有发热或炎症指标升高及腹痛不缓解，则要通过 X 线透视、超声或腹部 CT 查找原因，如果有腹腔积液，则考虑在超声引导下穿刺引流。

去除手术敷料和硬膜外导管

术后第 3 日去除术中放置的手术敷料和硬膜外导管，允许患者淋浴。

4 术后第 7 日

术后第 7 日进入出院准备期，但应注意由吻合口水肿和狭窄引起的胃排空延迟，以及由肠梗阻引起的腹痛、呕吐等并发症。对于老年患者，即使无呕吐，也可能存在因误咽所致的肺炎，如果出现突然发热或炎症反复发作，应行 X 线检查。

通常在术后第 7 日拆线，如果验血和 X 线检查无异常，且进食稳定，则允许患者出院。

其他路径

1 胃部分切除术路径

此路径主要用于腹腔镜胃部分切除术或腹腔镜联合内镜胃部分切除术。手术当日、术后第 2 日和术后第 3 日应进行验血及 X 线检查。

手术当日及术后第 2 日可输注质子泵抑制剂（PPI），然后改为口服给药。胃部分切除术路径的抗感染治疗与胃切除术路径的抗感染治疗相同：于手术切皮前、术中每隔 3 小时、术后每隔 12 小时至术后第 2 日使用第 1 代头孢菌素。

术后第 1 日，如果患者的一般情况尚可，则中午开始进流食，术后第 2 日早晨开始进食全粥，术后第 3 日开始进普食，但应注意胃部分切除术后残胃变形所致的胃潴留,可通过 X 线透视检查胃变形的程度和胃内容物的量,相应地调整进食时间。如果正常进食没有问题,患者可于术后第 5~6 日出院。

2 腹腔镜探查路径

腹腔镜探查路径的检查包括手术当天拔管前的 X 线检查和术后第 1 日的验血。

在感染的控制方面,仅在术中使用第 1 代头孢菌素。从手术室回病房 6 小时后,患者可下床和饮水。

术后第 1 日,早餐进流食,午餐进普食。如果验血结果无异常,则可在术后第 1 日下午或术后第 2 日出院。因为患者处于荷癌状态,所以应注意进食量,并且慎重办理出院。

参考文献

[1] Sasako M, et al: Management of complications after gastrectomy with extended lymphandenectomy. Surg Oncol 2000; 9: 31-4.

[2] Kumar M, et al: Is prophylactic placement of drains necessary after subtotal gastrectomy? World J Gastroenterol 2007; 13: 3738-41.

[3] Kim J, et al: Gastric cancer surgery without drains: A prospective randomized trial. J Gastrointest Surg 2004; 8: 727-32.

[4] Mangram AJ, et al: Guideline for prevention of surgical site infection, 1999. Hospital Infection Control Practices Advisory Committee. Infect Control Hosp Epidemiol 1999; 20: 250-78.

[5] Sano T, et al: Amylase concentration of drainage fluid after total gastrectomy. Br J Surg 1997; 84: 1310-2.

[6] Bassi C, et al: Postoperative pancreatic fistula: An international study group (ISGPF) definition. Surgery 2005; 138: 8-13.

[7] 愛甲丞ほか: 幽門側胃切除術. 消化器外科 2012; 35: 646-9.

Ⅱ. 手术技术
1 胃切除与重建

1.1 早期胃癌腹腔镜下远端胃切除术

癌研有明医院消化中心外科　**比企直树**

自 1991 年北野等在世界上率先开展胃癌的微创手术（腹腔镜下远端胃切除术, LADG）以来, 我国 LADG 也得到迅速普及, 且普及范围不断扩大。

目前, 日本的《胃癌治疗指南》将 LADG 作为研究性治疗。LADG 的适应证为 IA 期和 IB 期的胃癌, 手术对象为不适合行内镜下黏膜下剥离术（ESD）的早期胃癌患者。随着技术的不断稳定和进步, 很多医疗机构扩大了 LADG 的适应证范围。由于不同医疗机构之间的手术成熟度不同, 因此很难列举出 LADG 的全部适应证。

目前, 日本临床肿瘤研究组 (Japan Clinical Oncology Group, JCOG) 进行的前瞻性临床研究显示, LADG 将更加普及。以下为本院 LADG 的手术要点。

术前检查

- 确定病变范围, 将病变范围用夹子标记, 并对病变处进行活检。
- 用夹子标记后, 通过胃透视决定胃切除线的设计。
- 通过腹部增强 CT 确认胃左静脉的走行及副肝动脉的有无。

手术步骤

1 带着"膜"意识, 进行手术操作

2 术野的显露（斗牛士法）

3 术前标记

4 置入穿刺器

5 悬吊肝圆韧带

6 离断大网膜及进入网膜囊

7 处理胃网膜右动静脉（No.6 淋巴结）

8 处理胃右动脉（No.5 淋巴结）

9 清扫 No.8a 淋巴结

10 处理胃网膜左动静脉（No.4sb 淋巴结）

11 清扫胰腺上缘淋巴结（No.11p 淋巴结和左侧的 No.9 淋巴结）

12 清扫 No.7 淋巴结及保留迷走神经腹腔支

13 清扫胃小弯侧（No.3 淋巴结和 No.1 淋巴结）

14 离断十二指肠及胃

15 建立吻合

　　a. B-Ⅰ功能性端端吻合 : Delta 吻合（幽门病变）

　　b. Roux-en-Y 吻合

手术技术

1 带着"膜"意识,进行手术操作

胃癌的腹腔镜手术与开腹手术并无区别,重要的是分离时要时刻具有"膜"意识。

可采用 LigaSure™ 和 ENSEAL® 等脉管闭合系统进行血管集束结扎和强力止血,值得注意的是,这些器械使用不当会破坏膜的结构。如果在解剖路径不明确的情况下就离断血管,则无法正确地清扫淋巴结和保留神经血管结构。

带着"膜"意识手术,并非仅针对术者,而且还针对助手和扶镜手。助手将膜切开并展开视野时,术者要小心调整膜的张力。扶镜手扶镜的关键在于,应知道将腹腔镜调整到什么方位,进而显示手术器械的头端。

2 术野的显露(斗牛士法)

术野的显露就是将膜与层面呈现给术者。术者将组织面展开,显露膜结构。在腹腔镜下,术者及助手用 3 把手术钳从 3 个方向牵拉、展开层面。助手用 2 把手术钳上提胃网膜动静脉,术者用另外 1 把手术钳向下牵拉大网膜(图Ⅱ-1-1)。因展开的膜如同西班牙斗牛士手中展开的斗牛布,故我们将这种显露膜结构的方法命名为"斗牛士法"。

使用斗牛士法显露术野时,术者应该游离血管深面的组织,以保证清扫时具有充足的后方操作空间。虽然腹腔镜手术具有放大效果,但也存在视野局限的问题,术者应时刻注意术野是否充分显露,这样才能保证手术操作的安全性。

手术要点	在使用斗牛士法时,应游离拟清扫血管深面的组织,以确保后方的操作空间。

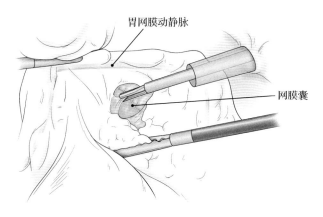

胃网膜动静脉

网膜囊

图Ⅱ-1-1 展开术野,准备进入网膜囊

3 术前标记

在腹腔镜下胃切除术中,切除范围的判断往往非常困难。为正确确定切除范围,术前可通过内镜于病灶口侧及肛侧约 20 mm 处上夹子。胃小弯侧必须上夹子,如果病灶向前后壁延伸,应相应增加夹子,以确保病灶包含在切除标本内。

4 置入穿刺器

术者站在患者的左侧,助手站在患者的右侧,扶镜手立于患者的两腿之间。置入穿刺器时必须避免损伤肠管及其他脏器。观察孔的穿刺器采用传统的 Hasson 开放法放置,其他穿刺器采用切开旋转法安全放置。

穿刺器的位置如图Ⅱ-1-2 所示。建立观察孔时,沿脐孔切皮,以使术后瘢痕较隐蔽。操作孔的穿刺器呈倒梯形分布,术者和助手站立于患者两侧,并通过观察置于患者头上的显示器进行手术。

另外,建立气腹后往往难以找到腹正中线,如要做腹部辅助切口,应于建立气腹前做腹正中线的切口标记。用 30° 的腹腔镜探查腹腔,判断患者病变的进展程度。腹腔镜下无法通过触诊辅助诊断浸润的深度,可将标本取出后进行活检。

5 悬吊肝圆韧带

悬吊肝圆韧带时,采用带有 2-0 Prolene® 线的直针自剑突左侧刺入,避开肝圆韧带附近的血管,自剑突右侧穿出体外。2-0 Prolene® 线呈"U"形悬吊肝圆韧带,以防止手术钳损伤肝圆韧带。

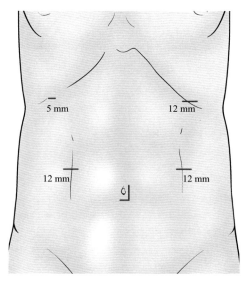

图Ⅱ-1-2 穿刺器的位置

术者和助手的右手均使用 12 mm 的穿刺器,术者的左手使用 12 mm 的穿刺器

6 离断大网膜及进入网膜囊

对于肥胖患者,进入网膜囊会比较困难,可能损伤结肠系膜,这里推荐采用斗牛士法进入网膜囊(图Ⅱ-1-1)。

首先,在距离胃网膜动静脉3 cm处离断大网膜。离断大网膜时要注意之处在于,如果助手过度牵拉胃结肠韧带,则结肠系膜会贴近胃后壁,可导致结肠系膜损伤。这种损伤,多见于腹腔内脂肪肥厚的腹腔镜下手术病例及有既往腹腔内炎症(如胆囊炎、胰腺炎等)的手术病例。必须注意有无组织粘连,如遇组织粘连,应逐层进行分离。

7 处理胃网膜右动静脉(No.6 淋巴结)

离断用斗牛士法展开的大网膜,朝结肠方向进行游离,将横结肠系膜折向尾侧,展开视野。该层面的"地标"是副右结肠静脉,从显示器上看,副右结肠静脉由右上方斜行至左下方。助手和术者的手术钳应避免牵拉副右结肠静脉,以防止其分叉处根部出血。此层面就是网膜囊切除的层面,继续分离,自然就可确定横结肠和十二指肠之间的切除线。

此时,助手用左手的手术钳上提胃网膜动静脉血管蒂,并向患者左侧偏移,如同制造山脚缓坡。助手左手和术者右手的手术钳形成操作三角的底边,展开术野,使结肠易于游离(图Ⅱ-1-3)。在确定胃网膜右动静脉根部之前,先将胰前筋膜自横结肠系膜后叶剥离,显露十二指肠降部及胰头(图Ⅱ-1-4),此处是No.6淋巴结的清扫范围,以上操作可确保后方的安全空间。

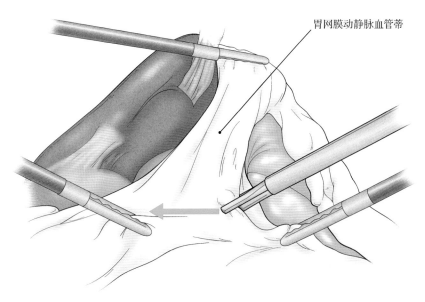

胃网膜动静脉血管蒂

图Ⅱ-1-3　游离结肠时的术野展开

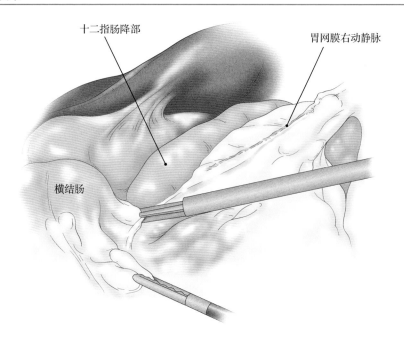

十二指肠降部

胃网膜右动静脉

横结肠

图Ⅱ-1-4 显露十二指肠降部和胰头

　　胰头下缘是淋巴结清扫的下界（图Ⅱ-1-5），在此处显露胰前筋膜后，向右侧小心分离，则到达前面所显露的十二指肠降部及胰头。在操作过程中，会显露胰十二指肠上前静脉。将胰十二指肠上前静脉上方的脂肪组织彻底剥离，可自然显露胃网膜右静脉根部。

　　随后，助手用左手的手术钳夹持胃幽门部前壁，并向患者左侧牵拉，以使十二指肠转为前方视野（图Ⅱ-1-6）。然后沿幽门部下缘切开浆膜，可显露幽门下静脉汇入幽门的末梢分支。在该血管层面上，继续清扫，将No.6淋巴结推向中枢侧。时刻关注幽门下静脉，并从幽门下静脉前面清扫No.6淋巴结，由于操作方法和开腹手术相似，因此操作起来非常容易。

　　再次返回图Ⅱ-1-5所示视野，明确幽门下静脉和胃网膜右静脉的位置关系，在处理完胃网膜右静脉后，处理幽门下静脉。此时，用超声刀处理进入胰头的小静脉，在静脉周围建立充分的空间后，自静脉后方插入分离钳，用可吸收夹夹闭静脉近端，离断静脉远端。

　　接下来，处理胃网膜右动脉，不过LADG都是在确认幽门下动脉后才对胃网膜右动脉进行处理的。采用斗牛士法展开视野，以便识别幽门下动脉与胃网膜右动脉（图Ⅱ-1-7）。如果在未辨认出幽门下动脉的情况下处理胃网膜右动脉，则可能误将从胃网膜右动脉发出的幽门下动脉切断。在离断胃网膜右动脉后，用止血夹及LigaSure™（或止血夹+ENSEAL®）处理幽门下动脉。

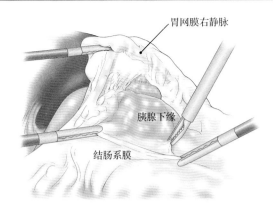

胃网膜右静脉

胰腺下缘

结肠系膜

图Ⅱ-1-5 **显露胰腺下缘至胃网膜右静脉根部**

术者使用超声刀进行分离,以胰头下缘作为腹膜切开的起点

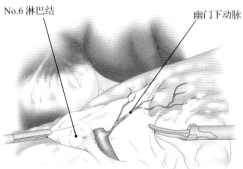

No.6 淋巴结

幽门下动脉

图Ⅱ-1-6 **十二指肠前方至 No.6 淋巴结的清扫**

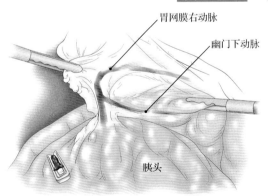

胃网膜右动脉

幽门下动脉

胰头

图Ⅱ-1-7 **保留幽门下动脉的术野展开**

采用斗牛士法显露术野,以便识别幽门下动脉和胃网膜右动脉。确认幽门下动脉的诀窍是,在助手采用斗牛士法的基础上,术者用左手的手术钳夹持胃后壁,向患者左侧牵拉,以确认幽门下动脉进入胃壁的走行

8 处理胃右动脉（No.5 淋巴结）

为显露十二指肠后壁，助手用手术钳将十二指肠垂直立于视野。确认胃右动脉，辨认胃右动脉与十二指肠之间的十二指肠上动脉，置入纱布，暂不离断十二指肠上动脉。将视野转换至十二指肠前部。

此时，用器官拉钩拉住小网膜，并将器官拉钩上硅胶带末梢的小钩子分别挂在膈肌处，牵开肝脏，显露术野（图Ⅱ-1-8）。

助手右手持手术钳将十二指肠向尾侧牵拉，左手持手术钳向左侧牵拉胃右动脉，展开十二指肠上动脉表面的腹膜，此时可见到之前置入的纱布。用超声刀离断十二指肠上动脉后，术者移至患者右侧。

助手用左手的手术钳将十二指肠向尾侧牵拉，使肝固有动脉被拉直，右手将胃右动脉向患者左侧展开。术者沿肝固有动脉向头侧切开腹膜，中途转向小网膜方向。此时，助手左手持手术钳抓住胃右动脉，右手持手术钳展开小网膜。如此，即可确定肝固有动脉的头侧。

接着，沿胃右动脉进行清扫，助手用左手的手术钳展开术野，术者手中超声刀的方向与胃右动脉轴的方向一致，助手用右手的手术钳将胃右动脉上缘的组织向腹侧上提，同时，术者将该组织上提，游离胃右动脉。经此操作，则于胃右动脉根部到达肝固有动脉与肝总动脉的分支部，继续游离该层面，No.8a 淋巴结的右侧缘可自然上浮。

9 清扫 No.8a 淋巴结

助手左手持手术钳展开视野，暴露 No.8a 淋巴结，术者沿胰腺上缘切开，显

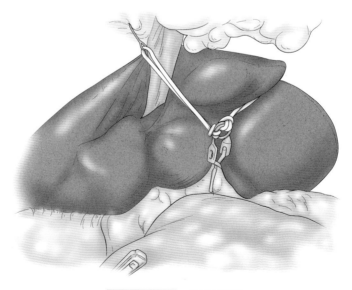

图Ⅱ-1-8　牵开肝脏

露肝总动脉(图Ⅱ-1-9)。随着 No.8a 淋巴结下缘的清扫,肝总动脉及胃右动脉根部即可逐渐显露,此时,用止血夹和结扎束血管闭合系统处理胃右动脉。

10 处理胃网膜左动静脉(No.4sb 淋巴结)

助手将胃向患者左侧推压,使胃网膜左动静脉伸展,助手和术者共同牵拉大网膜,使其展开并呈便于离断的膜状,确认大网膜的内外两面,在避免损伤结肠及动静脉的同时,朝脾脏下极方向离断大网膜(图Ⅱ-1-10)。

操作至接近胃网膜左动静脉根部时,助手右手持手术钳提起胃后壁,并向右侧推压,左手持手术钳将结肠压向尾侧、背侧,以防止结肠损伤。术者将胃网膜左血管蒂上提,使胃网膜左血管蒂呈弧形展开,则在胰尾部可见竖立的胃网膜左动静脉,于胃网膜左动静脉根部进行处理。

离断胃网膜左动静脉根部后,离断胃大弯侧血管,为随后的胃切除术做准备。

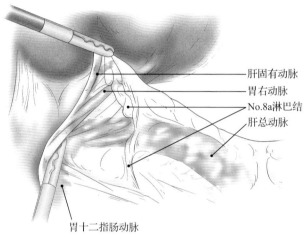

肝固有动脉
胃右动脉
No.8a淋巴结
肝总动脉

胃十二指肠动脉

图Ⅱ-1-9 No.8a 淋巴结的清扫

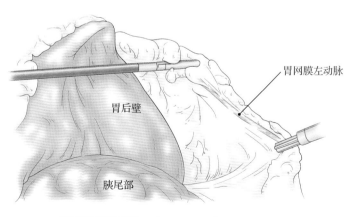

胃网膜左动脉

胃后壁

胰尾部

图Ⅱ-1-10 离断大网膜的术野展开

11 清扫胰腺上缘淋巴结（No.11p 淋巴结和左侧的 No.9 淋巴结）

清扫胰腺上缘时，可离断或不离断十二指肠，笔者不建议离断十二指肠，这是因为十二指肠的牵引作用有助于术野的显露。

清扫胰腺上缘淋巴结的基本术野如图Ⅱ-1-11所示。助手右手用手术钳将胃左动静脉血管蒂向腹侧上提，左手用手术钳将胰腺向背侧、尾侧按压。手术钳下方垫海绵可预防胰腺的损伤。近年来，我们用器官拉钩替代助手右手的手术钳。由助手展开胰腺上缘。

用超声刀切开胰腺上缘腹膜，向胰尾方向推进至胃后动脉，接近胰尾时，助手左手持手术钳抓持胃后壁，并向左上方牵拉，拉直胃后动脉。从胰腺被膜游离至胃后动脉，助手返回至此前的基本术野展开操作。

在脾动脉根部，也就是胃左动脉向上直立处，可见较粗大的血管，在此部位切开，可进入肾前筋膜腹侧的乏血管疏松间隙，小心地切开并扩大此间隙。患者右侧残留的一层膜应为融合筋膜。

随后进入胃后动脉和膈肌脚之间的无血管区（笔者称之为"摩西间隙"）。拓展胃左动脉根部与 No.9 淋巴结之间的间隙时，上提胰腺背侧的淋巴结，以确保内侧留有充分的空间。确保内侧的空间后，清扫 No.11p 淋巴结和左侧的 No.9 淋巴结（图Ⅱ-1-12）。此时，助手左手用无损伤钳将胰腺呈"八"字形向背侧轻压，或者右手用手术钳将胰腺下缘向背侧挤压，使胰体尾部翻转，以便于清扫深部的淋巴结。

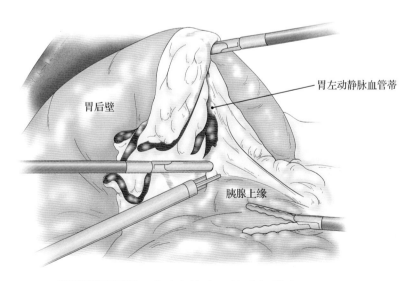

胃左动静脉血管蒂

胃后壁

胰腺上缘

图Ⅱ-1-11　胰腺上缘淋巴结清扫的术野展开

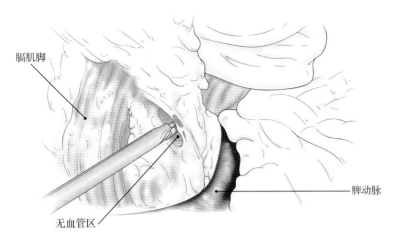

图Ⅱ-1-12 自内侧、外侧清扫 No.11p 淋巴结和 No.9 淋巴结

12 清扫 No.7 淋巴结及保留迷走神经腹腔支

助手右手的手术钳持续牵拉胃左动静脉血管蒂,左手的手术钳向右侧牵拉胃后壁,使胃胰皱襞呈膜状展开。切开胃胰皱襞表面的腹膜,则可见到与胃左动静脉伴行的迷走神经发出的腹腔支(图Ⅱ-1-13)。迷走神经腹腔支向上凸起,在切断其胃支后,迷走神经腹腔支自然垂落至背侧。于腹腔支脱离胃左动脉处,用止血夹或结扎束血管闭合系统离断胃左动脉,完成 No.7 淋巴结的清扫。

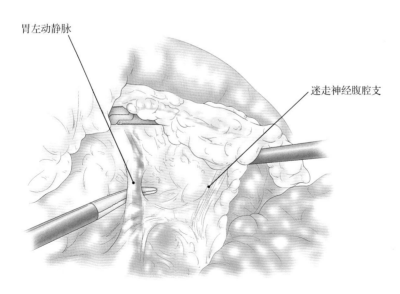

图Ⅱ-1-13 迷走神经腹腔支的保留

⑬ 清扫胃小弯侧（No.3 淋巴结和 No.1 淋巴结）

完成胰腺上缘淋巴结的清扫后，于胃背侧仰视视野下，用超声刀进行清扫，以决定胃小弯侧 No.3 淋巴结和 No.1 淋巴结的背侧边界。

然后，改变术野，从腹侧俯视胃小弯，助手将胃向尾侧牵拉，从腹侧向背侧进行淋巴结的清扫。

⑭ 离断十二指肠及胃

如果十二指肠无浸润，则贴近幽门管离断十二指肠。

胃离断的范围以 2/3 为宜。如果残胃过小，则残胃储存食物的容量小，术后在保留幽门的情况下，会出现明显的进食停滞与梗阻感。如果残胃保留过多，而神经被切断，则残胃蠕动减弱，可出现严重的停滞感。因此，最好离断约 2/3 的胃，即于胃网膜左动静脉最前端的分支附近离断胃。

⑮ 建立吻合

LADG 的吻合以 Billroth-Ⅰ（B-Ⅰ）吻合为主。B-Ⅰ吻合采用吻合器行半双吻合技术，或利用闭合器，行基于大肠手术中的功能性端端吻合原理的 Delta 吻合。另外，Roux-en-Y 吻合的使用频率也逐渐增加。作为保留功能手术的腹腔镜下保留幽门胃切除术（laparoscopy assisted pylorus preserving gastrectomy，LAPPG），手工缝合仍然是主流。

对于腹腔镜下远端胃切除术，首选 LAPPG；对于病变位于幽门或要清扫 No.5 淋巴结的病例，采用基于功能性端端吻合原理的 Delta B-Ⅰ吻合；如果病变位置高，则行 Roux-en-Y 吻合。

a. B-Ⅰ功能性端端吻合：Delta 吻合（幽门病变）

基于功能性端端吻合原理的 Delta 吻合的优点是操作简便，只需一个吻合口，并且易于进行术后的胆道检查。

基于功能性端端吻合原理的 Delta 吻合是非常安全的吻合方式。Delta 吻合的诀窍是避免产生张力和保留血运。充分离断十二指肠上缘的十二指肠动脉。拉直十二指肠是非常重要的。无须做 Kocher 切口，清扫 No.6 淋巴结时，彻底分离结肠系膜的生理性组织粘连，充分显露胰头的胰前筋膜，以增加十二指肠的自由度，从而避免产生张力，然后进行 B-Ⅰ吻合。

b. Roux-en-Y 吻合

从笔者的经验来看，Roux-en-Y 吻合并非单纯由于吻合口多而延长手术时间，因为手术时间过长会增加出血量。选择 Roux-en-Y 吻合的病例多为残胃极小、高度肥胖等病例。进行 Roux-en-Y 吻合时，在距 Treitz 韧带约 20 cm 处离断空肠，并将空肠经结肠前上提。对于 LADG 的病例，多无须离断第 2 空肠动静脉，即可将空肠上提；但对于因肥胖等原因而存在张力的病例，也可保留来自边缘动脉的血流，切断第 2 空肠动静脉。

　　行空肠 – 空肠吻合时，于距离上提空肠盲端约 30 cm 处，采用体外功能性端端吻合。也有医院用吻合器行空肠 – 空肠吻合。行胃与上提空肠的吻合时，残胃大弯侧偏向后壁，可以顺着蠕动侧进行吻合。使用腹腔镜吻合器进行吻合时，既可通过辅助切口行体外吻合，又可经穿刺孔行体内吻合，这两种吻合在操作上并无太大差异。确认胃短动脉的流入部位，小心地插入吻合器，以避免损伤胃短动脉。插入孔可通过全层的单层缝合进行封闭。Roux 淤滞综合征是 Roux–en–Y 吻合的常见并发症，但发病频率很低。

参考文献

---

[1] Kitano S, et al: Laparoscopy-assisted Billroth - I gastrectomy. Surg Laparosc Endosc 1994；4: 146-8

1.2 早期胃癌腹腔镜下保留幽门胃切除术

癌研有明医院消化中心外科　**布部创也**

适应证和禁忌证

保留幽门胃切除术（pylorus preserving gastrectomy, PPG）是胃癌手术中保留幽门的代表性的功能保留手术。保留幽门使胃的储存功能和排空功能得以维持，从而最大限度地减轻胃切除术造成的损伤。

该手术的要点是，在不妨碍根治性治疗的前提下，保存胃的功能。

● 该手术的适应证是病变位于 M 区域、能保证肿瘤距远端切缘 20 mm 以上、可保留幽门管近侧 30 mm 以上的早期胃癌。

● 该手术保留了胃右动静脉和幽门下动静脉，对幽门淋巴结的清扫并不充分。该手术适用于胃右动静脉和幽门下动静脉几乎无淋巴结转移的早期胃癌。

● 考虑到术后的功能恢复，部分高龄患者不适合该手术。在我院，不对 75 岁以上的患者施行该手术。

● 反流性食管炎是该手术常见的术后并发症。对于术前存在食管裂孔疝和反流性食管炎的患者，术后往往难以控制，不适合行该手术。

术前检查

● 通过胃镜及 X 线透视标记和确认病变部位，且需要切缘活检为阴性，以提高切缘安全性。对于腹腔镜手术病例中难以判断病变位置的部分早期胃癌病例，可结合点墨标记。

● 术前通过胃镜检查确认有无食管裂孔疝和反流性食管炎。

● 必须进行充分的精查，以排除残留的幽门和胃窦的病变。

手术步骤

1 上腹正中切口

2 胃近端的离断

3 胃幽门部的离断

4 手工吻合

5 闭合器三角吻合

6 腹腔镜下 Delta 吻合

7 放置引流管

8 关闭切口

手术技术

主要介绍手工吻合、闭合器三角吻合和腹腔镜下 Delta 吻合的手术步骤。

1 上腹正中切口

为确定上腹正中切口的位置,在全麻后和切皮前先标记上腹正中线（图Ⅱ-1-14）。应在建立气腹前进行标记,因为在建立气腹后进行标记可使上腹正中线偏离。清扫完淋巴结后,于皮肤距离幽门最近处,做 1 个 4~5 cm 的切口,以便提出幽门。

手术要点	进行术前标记和气腹下确认。

手术注意事项	留意脾脏周围的组织粘连,以避免将胃自辅助切口拉出时损伤脾脏。

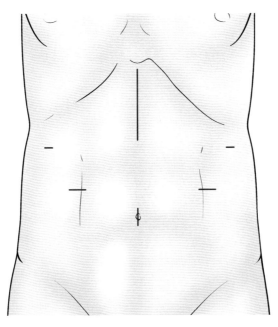

图Ⅱ-1-14　皮肤切口

2 胃近端的离断

胃近端的离断线在胃网膜左右动静脉分界处稍偏头侧（图Ⅱ-1-15）,与远端胃切除术的离断线无差别。如果残胃过小,则残胃的储存容量小,仅保留幽门时,术后会出现明显的进食后饱胀感、堵塞感及反流等症状。如果残胃过大,而神经被离断,残胃蠕动减弱,也容易出现明显的进食后饱胀感。因此,设定胃近端的离断线很重要。由于病变口侧的标记也很重要,因此,务必通过触诊确认病变口侧的金属夹标记,以确保足够的切缘。用闭合器分2~3次自大弯侧进行胃近端的离断(图Ⅱ-1-16)。尽量行浆肌层包埋。

| 手术要点 | 为避免残胃过大,不应在血管分界线远端进行胃的离断。 |

3 胃幽门部的离断

确认幽门环后,在距幽门环 3.5 cm 处用电刀进行标记(图Ⅱ-1-17)。如

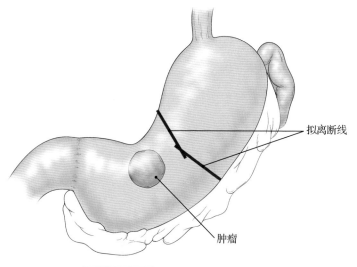

图Ⅱ-1-15 **胃近端的离断线**

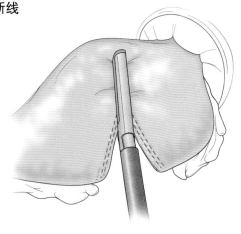

图Ⅱ-1-16 **用闭合器离断胃近端**

做辅助切口,则应处理胃右动静脉。不用彻底清扫 No.5 淋巴结,仅尽量清扫其左侧部分(图Ⅱ-1-18)。如有明确的淋巴结,则行术中快速切片检查,以保证该手术的肿瘤学安全性。

此外,应谨慎处理病变的肛侧断端。为防止吻合时胃壁出血,用电刀小心地将浆肌层和黏膜下层分别切开,以完成幽门部胃壁的离断(图Ⅱ-1-19)。

手术要点	离断胃壁时,应充分凝闭黏膜下层的血管,则吻合时可获得干净无血的视野。

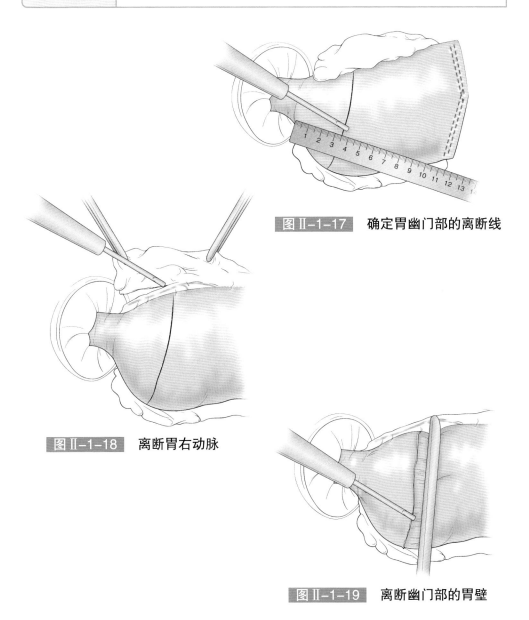

图Ⅱ-1-17　**确定胃幽门部的离断线**

图Ⅱ-1-18　**离断胃右动脉**

图Ⅱ-1-19　**离断幽门部的胃壁**

4 手工吻合

胃－胃吻合是相同组织间的吻合，通常采用手工分层缝合。由于各医院有不同的手术流程，在此介绍笔者常用的手法。

首先采用 4-0 薇乔线行胃后壁浆肌层间断缝合（图Ⅱ-1-20），严格缝合浆肌层，缝合间距为 5~7 mm。然后采用 4-0 薇乔线行黏膜（含黏膜下层）全周性连续缝合。为便于牵拉，在胃后壁中央及大弯侧用 4-0 薇乔线间断缝合。连续缝合时，为使小弯侧黏膜稍向后壁旋转，从残胃小弯侧稍偏前壁开始缝合（图Ⅱ-1-21）。在连续缝合黏膜层时，略带肌层很重要，以允许缝合线上提，便于缝合。在胃后壁中央与大弯侧，将牵引线结扎。

向前壁侧继续连续缝合，尽量保持内翻缝合（图Ⅱ-1-22）。缝合至一定程度后，将另一头的缝合针从小弯侧向前壁侧进行缝合。保持内翻缝合，使最后的结扎点位于内腔面。确认缝合无间隙后，行前壁浆肌层缝合（图Ⅱ-1-23），完成吻合。

吻合结束后，检查并确认吻合口全周的情况。

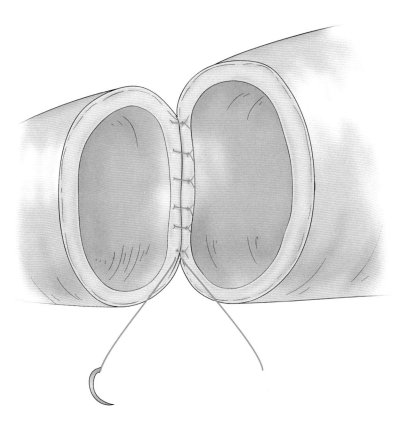

图Ⅱ-1-20　胃后壁浆肌层的缝合（间断缝合）

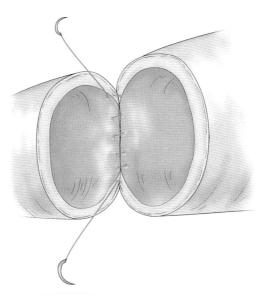

图Ⅱ-1-21　胃后壁黏膜层的连续缝合

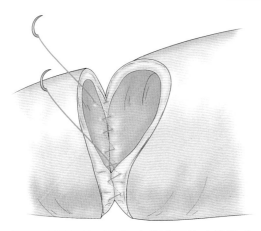

图Ⅱ-1-22　胃前壁黏膜层的连续缝合

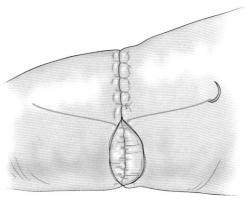

图Ⅱ-1-23　胃前壁浆肌层缝合（间断缝合）

手术要点	在手工缝合中，应理解分层缝合和 Albert–Lembert 缝合的区别，以消除无效腔。此外，应特别注意浆肌层的运针。

5 闭合器三角吻合

闭合器三角吻合是在腹腔镜手术中通过辅助切口完成吻合的。该方法在大肠癌手术中应用广泛,不仅操作简便,而且还能缩短吻合时间。

缝合胃后壁,将残胃小弯侧稍转向后壁侧,缝合 5~7 针作为牵引(图Ⅱ–1–24)。再用闭合器分 2 次闭合胃前壁(图Ⅱ–1–25)。在两端与胃前壁中央分别缝合 1 针作为牵引,在缝合胃前壁时,在牵引线之间再缝合 1~2 针作为牵引(图Ⅱ–1–25, Ⅱ–1–26)。

在 PPG 中,幽门的运动对术后恢复很重要。因此,基本的吻合方式是端端吻合,闭合器三角吻合符合这一理念。

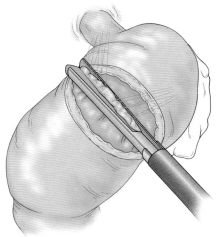

图Ⅱ–1–24 胃后壁的吻合

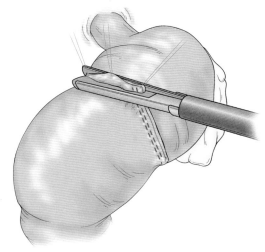

图Ⅱ–1–25 胃前壁的吻合

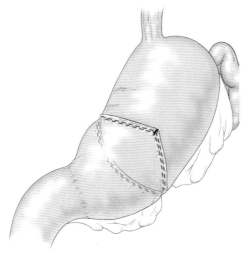

图Ⅱ-1-26 三角吻合的完成图

手术要点	胃后壁的吻合至关重要，应适当多缝合几针作为牵引。

6 腹腔镜下 Delta 吻合

Delta 吻合是为腹腔镜下行 Billroth-Ⅰ吻合而开发的技术,略为复杂。

首先,在胃的离断方面,口侧的离断与前面的方法相同,肛侧的离断有所不同。手工吻合要保留 3~4 cm 胃窦,而腹腔镜下 Delta 吻合要保留 4~5 cm 胃窦。受该要求的限制,如肿瘤靠近胃角,远侧切缘难以保证,则不适合该方法。该方法适合肿瘤位于胃体下部、距离幽门管 6~7 cm 的病例。

至于肛侧的离断,由于大、小弯侧的血供很丰富,因此采用常规方法离断即可。离断胃后,于口侧胃大弯及肛侧胃大弯分别开孔,按照先口侧后肛侧的顺序依次置入 60 mm 蓝钉仓的两臂,在稍偏离闭合线处,击发闭合器(图Ⅱ-1-27),确认吻合口无出血后,将共同开口用闭合器分 2 次关闭(图Ⅱ-1-28,Ⅱ-1-29)。与 Billroth-Ⅰ吻合相比,由于肛侧为胃窦,较十二指肠活动度大,故吻合更容易。

Delta 吻合并非端端吻合,胃吻合后呈稍扭曲状态。术后短期效果良好,与幽门运动有关的术后长期生活质量尚待观察。

手术注意事项	为确保吻合口通畅,关闭共同开口时最好使用闭合器分 2 次关闭。

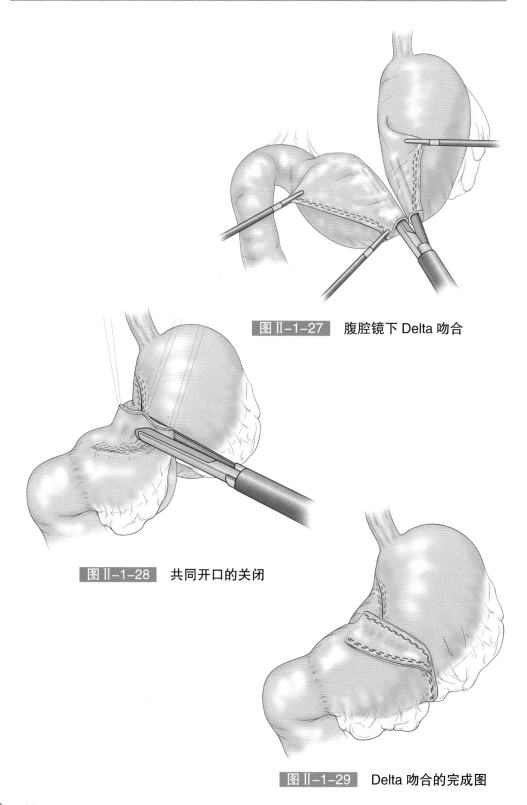

图 Ⅱ-1-27   腹腔镜下 Delta 吻合

图 Ⅱ-1-28   共同开口的关闭

图 Ⅱ-1-29   Delta 吻合的完成图

7 放置引流管

将细口径的闭式引流管通过右上穿刺孔置入肝脏下方,并使引流管经过尾状叶的背侧。引流管的位置要稳定,且不易移位。

8 关闭切口

尽管是小切口,但如果缝合不当,也会发生术后切口疝。对于直径为10 mm 的穿刺孔,使用钩针关闭切口,以防止出血。

术后处理

● 在选择施行 PPG 时,应了解 PPG 的缺点,向患者说明 PPG 术后进食后食物滞留的处理方法及预防进食后食物滞留的饮食方法等。虽有个体差异,但通常都会在术后 2~3 个月存在食物滞留症状,在此期间,应注意饮食。如症状严重,可通过断食等方法"重启"残胃,以恢复饮食节律。但是,因高龄等原因难以控制饮食的患者,可能长时间存在症状,要特别注意。从长期来看,术后患者的生活质量可得到改善。

参考文献

[1] Nunobe S, et al: Symptom evaluation of long-term postoperative outcomes after pylorus-preserving gastrectomy for early gastric cancer. Gastric Cancer 2007; 10: 167-72.

[2] Nunobe S, et al: Laparoscopy assisted pyrolus-preserving gastrectomy: preservation of vagus nerve and infrapyloric blood flow induces less stasis. World J Surg 2007; 31: 2335-40.

[3] Hiki N, et al: Pylorus-preserving gastrectomy in gastric cancer surgery-open and laparoscopic approaches. Langenbecks Arch Surg 2005; 390: 442-7.

[4] Nunobe S, et al: Triangulating stapling technique for anastomosis in laparoscopy-assisted pylorus-preserving gastrectomy. Dig Surg 2010; 27: 359-63.

[5] Kanaya S, et al: The delta-shaped anastomosis in laparoscopic distal gastrectomy: analysis of the initial 100 consecutive procedures of intracorporeal gastroduodenostomy. Gastric Cancer 2011; 14: 365-71.

[6] Jiang X, et al: Postoperative outcomes and complications after laparoscopy-assisted pylorus-preserving gastrectomy for early gastric cancer. Ann Surg 2011; 253: 928-33.

[7] Hiki N, et al: Survival benefit of pylorus-preserving gastrectomy in early gastric cancer. J Am Coll Surg 2009; 209: 297-301.

1.3 早期胃癌腹腔镜下全胃切除术

癌研有明医院消化中心外科　**谷村慎哉**

适应证和禁忌证

原则上适用于 U 区域、UM 区域及 MU 区域的早期胃癌,但实际上局限于 U 区域的早期胃癌病例。

年龄、并发症和既往手术史不作为禁忌条件,但本手术不适合有多次手术史的患者及残胃癌患者。

术前准备

为评估病情,除上消化道内镜、上消化道造影、CT 和上腹部超声等检查外,还增加了超声内镜检查,以辅助诊断肿瘤浸润的深度。

对于心肺功能低下者,应请麻醉科会诊。

一律采用全身麻醉联合硬膜外麻醉,以减轻术后创口疼痛,使患者早日下床。

手术步骤

1. 体位与设备配置、切皮及置入穿刺器
2. 悬吊肝脏
3. 切开大网膜左侧及处理胃网膜左动静脉(清扫 No.4sb 淋巴结)
4. 切开大网膜右侧(清扫 No.4d 淋巴结)
5. 确认胰十二指肠上前静脉、处理胃网膜右静脉、确认胃十二指肠动脉和胰十二指肠上前动脉、处理胃网膜右动脉(清扫 No.6 淋巴结)
6. 处理十二指肠小弯侧的血管并离断十二指肠
7. 处理胃右动静脉(清扫 No.5 淋巴结)
8. 切开小网膜及游离贲门右侧(清扫 No.1 淋巴结)
9. 分离肝总动脉前方及头侧(清扫 No.8a 淋巴结、No.9 淋巴结)
10. 从脾动脉根部向左侧游离(清扫 No.9 淋巴结)
11. 处理胃左静脉及胃左动脉(清扫 No.7 淋巴结)
12. 处理脾胃韧带及游离贲门左侧(清扫 No.2 淋巴结)
13. 离断与重建食管
    a. 体外重建
    b. 体内重建
14. 关闭切口

手术技术

1 体位与设备配置、切皮及置入穿刺器

使患者取仰卧分腿位,双下肢用支具固定,在患者头部两侧放置 2 台监视器。基本站位是麻醉医生站在患者头侧、术者站在患者右侧、助手站在患者左侧、扶镜手站在患者两腿之间,在术者及助手背后放置超声凝固切开装置、血管闭合系统、电刀及气腹装置等(图Ⅱ-1-30)。

靠近脐部置入 12 mm 的穿刺器,作为观察孔,以 10~12 mmHg 的压力建立气腹,并观察腹腔。于左右季肋区、左右侧腹部插入 4 个 5~12 mm 的穿刺器。另外,为充分显露贲门,于心窝部插入 1 个 2 mm 的一次性牵开器,行全胃切除术时,于相同部位追加 1 个 5 mm 的穿刺器,以确保贲门部及食管 – 空肠吻合口的良好视野(图Ⅱ-1-31)。

2 悬吊肝脏

从上述心窝部的 5 mm 穿刺孔插入操作钳,以夹持膈肌脚,或使用牵开器挡开肝左叶。另外,也可利用彭罗斯氏引流管的两端与中点悬吊肝脏(图Ⅱ-1-32)。

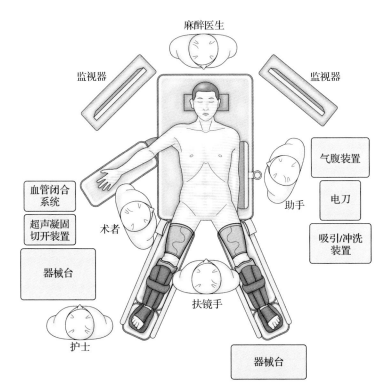

图Ⅱ-1-30　腹腔镜下全胃切除术的手术室布局

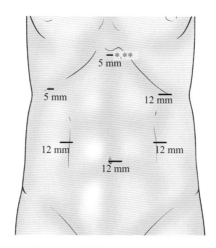

图Ⅱ-1-31　穿刺孔的位置

*—为确保贲门部的最佳视野,可视情况追加穿刺孔;**—在体外重建中,该穿刺孔可纵向或横向延长,作为辅助切口

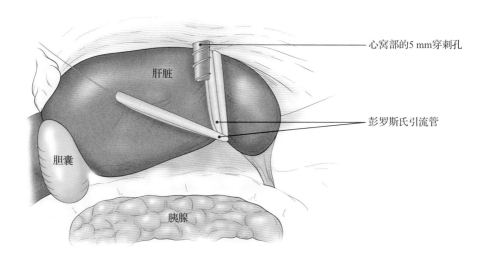

图Ⅱ-1-32　悬吊肝脏

③ 切开大网膜左侧及处理胃网膜左动静脉(清扫 No.4sb 淋巴结)

在胃网膜动静脉和横结肠的中线附近,将大网膜自中间开始向左侧切开,在脾脏下极附近处理胃网膜左动静脉(图Ⅱ-1-33)。

④ 切开大网膜右侧(清扫 No.4d 淋巴结)

术者换位至患者左侧,从中间向右侧游离大网膜,直至网膜囊右侧缘的融合处,仔细且逐层地进行分离。

5 确认胰十二指肠上前静脉、处理胃网膜右静脉、确认胃十二指肠动脉和胰十二指肠上前动脉、处理胃网膜右动脉（清扫 No.6 淋巴结）

第 4 步所述的网膜囊右侧缘的游离，是从胰腺下缘游离至十二指肠降部，可显露胰前筋膜前面的层面。在胰头前面，确认胰十二指肠上前静脉的起始部后，处理胃网膜右静脉（图Ⅱ–1–34）。

在胰头腹侧、十二指肠背侧辨认胃十二指肠动脉，看清沿胃上行的胃网膜右动脉与沿胰头下行的胰十二指肠上前动脉的分叉处。于胃网膜右动脉的根部处理胃网膜右动脉（图Ⅱ–1–35），完成 No.6 淋巴结的清扫。

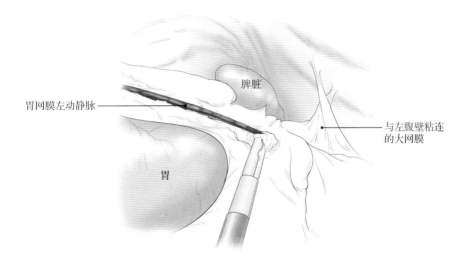

胃网膜左动静脉

脾脏

与左腹壁粘连的大网膜

胃

图Ⅱ–1–33　**处理胃网膜左动静脉**

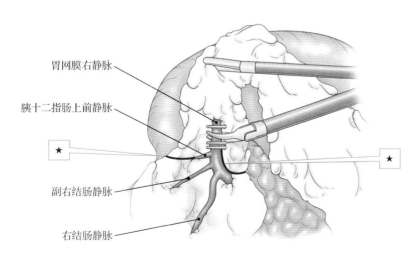

胃网膜右静脉

胰十二指肠上前静脉

★

副右结肠静脉

右结肠静脉

★

图Ⅱ–1–34　**处理胃网膜右静脉**

★—清扫红线以上的脂肪

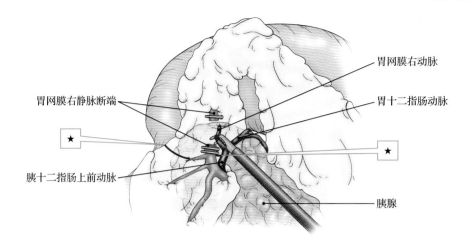

胃网膜右静脉断端

胃网膜右动脉

胃十二指肠动脉

★

胰十二指肠上前动脉

★

胰腺

图Ⅱ-1-35 **处理胃网膜右动脉**

★—清扫红线以上的脂肪

6 **处理十二指肠小弯侧的血管并离断十二指肠**

在十二指肠小弯侧处理十二指肠上动静脉之后，从右下或左下的12 mm穿刺孔置入直线闭合器，于幽门下方离断十二指肠。

本操作也可在完成清扫后、重建之前进行。

7 **处理胃右动静脉（清扫 No.5 淋巴结）**

术者再次回到患者右侧，从胃十二指肠动脉的起始部游离至肝总动脉前方，进入部分 No.8 淋巴结的清扫层面。随后，向肝门部方向游离，显露肝固有动脉前方层面，明确胃右动脉根部后予以离断（图Ⅱ-1-36）。胃右动脉附近伴行着胃右静脉，轻微牵拉即易出血，处理时务必要注意。

8 **切开小网膜及游离贲门右侧（清扫 No.1 淋巴结）**

从肝十二指肠韧带附近向贲门右侧切开小网膜，游离至迷走神经发出肝支（应保留）处的水平，在贲门右侧显露胃壁（图Ⅱ-1-37）。在贲门背侧将膈肌脚前方部剥离，以便后续连续清扫 No.1 淋巴结及 No.9 淋巴结。

9 **分离肝总动脉前方及头侧（清扫 No.8a 淋巴结、No.9 淋巴结）**

在第 7 步中先处理了胃右动脉，将已被部分游离的肝总动脉前方层面向左侧、头侧拓展。在胃右动脉根部的背侧、肝固有动脉的左侧确定应清扫的 No.8a 淋巴结的边界，用血管闭合系统等进行离断（图Ⅱ-1-38）。向胃左动脉方向进行游离，继续向先前已部分游离、头侧边界已定的 No.9 淋巴结方向游离。从贲门背侧的膈肌脚向尾侧游离，肝总动脉背侧组织也用血管闭合系统等进行离断。

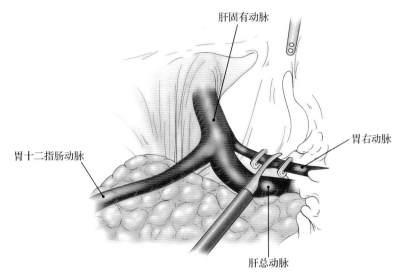

肝固有动脉

胃右动脉

胃十二指肠动脉

肝总动脉

图Ⅱ-1-36 **处理胃右动脉**

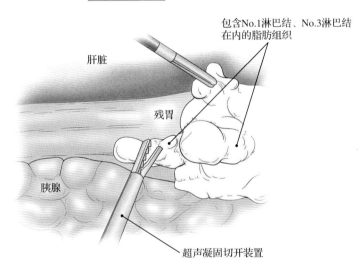

包含No.1淋巴结、No.3淋巴结
在内的脂肪组织

肝脏

残胃

胰腺

超声凝固切开装置

图Ⅱ-1-37 **从贲门右侧向尾侧游离（清扫 No.1 淋巴结）**

10 从脾动脉根部向左侧游离（清扫 No.9 淋巴结）

游离腹腔动脉、脾动脉根部的左侧，与之前的 No.8a 淋巴结、No.9 淋巴结的清扫层面打通。

11 处理胃左静脉及胃左动脉（清扫 No.7 淋巴结）

在第 9 步的 No.8a 淋巴结的清扫中或第 10 步的 No.9 淋巴结的清扫中，当胃左静脉的走行明了时，处理胃左静脉。

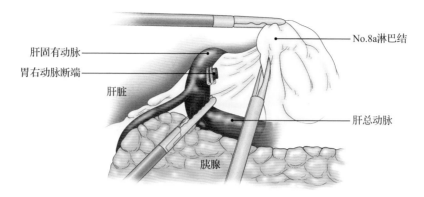

肝固有动脉

胃右动脉断端

肝脏

胰腺

No.8a淋巴结

肝总动脉

图 Ⅱ-1-38　清扫 No.8a 淋巴结

通过以上操作,肝总动脉前上部及腹腔动脉周围的脂肪组织已完全游离,No.8a 淋巴结、No.9 淋巴结连成一块,附着在切除侧胃壁并被提起,胃的背侧只与胃左动脉相连。处理胃左动脉(图 Ⅱ-1-39),完成 No.7 淋巴结的清扫。

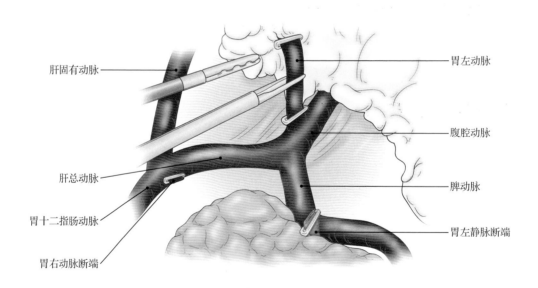

肝固有动脉

肝总动脉

胃十二指肠动脉

胃右动脉断端

胃左动脉

腹腔动脉

脾动脉

胃左静脉断端

图 Ⅱ-1-39　处理胃左动脉

12 处理脾胃韧带及游离贲门左侧(清扫 No.2 淋巴结)

将第 3 步中的 No.4sb 淋巴结清扫线向头侧延长,用血管闭合系统等将包括胃短动静脉在内的脾胃韧带离断(清扫 No.4sa 淋巴结),再游离贲门左侧的脂肪组织,清扫 No.2 淋巴结(图 Ⅱ-1-40)。

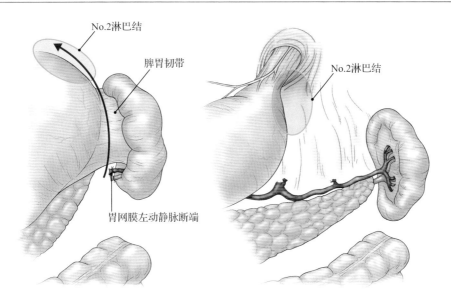

No.2淋巴结

脾胃韧带

No.2淋巴结

胃网膜左动静脉断端

图Ⅱ-1-40 处理脾胃韧带及游离贲门左侧（清扫 No.2 淋巴结）

13 离断与重建食管

腹腔镜下全胃切除术有多种重建方法。最近普遍采用 Roux-en-Y 法进行重建，该方法可分为两大类：从剑突下小切口进行吻合的方法（体外重建）和几乎全部在体内重建的方法（体内重建）。另外，吻合所用器械分为圆形吻合器和直线缝合器两大类，体外重建主要使用圆形吻合器，体内重建则根据情况选择吻合器。

最初，早期胃癌的全胃切除术是在腹腔镜下完成的，而重建主要在体外完成。后来改行体内重建的医疗机构逐渐增多，主要原因是各医疗机构的腹腔镜手术技术飞速提升，次要原因是体内重建可以保证良好的手术视野。

a. 体外重建

在完成前 12 步的操作后，将剑突下的穿刺孔纵向或横向延长，作为辅助切口。将标本按十二指肠侧至头侧的顺序拉出体外，则体内仅剩下食管相连。食管的离断与食管断端的荷包缝合有以下方法：手持荷包钳穿过直针后，沿荷包钳离断食管；钳夹食管断端口侧，进行荷包缝合（图Ⅱ-1-41）。

于食管断端置入圆形吻合器的钉砧头，扎紧荷包缝合线，从上提的空肠断端插入圆形吻合器，将中心杆与钉砧连接后击发吻合器（图Ⅱ-1-42）。用直线闭合器将插入圆形吻合器的空肠断端封闭，完成食管 - 空肠吻合（图Ⅱ-1-43）。于距离食管 - 空肠吻合口约 40 cm 处，经辅助切口行直视下空肠 - 空肠吻合。

b. 体内重建

在体外重建中,几乎所有病例均使用圆形吻合器。在体内重建时,可能选择圆形吻合器或直线缝合器。随着病例数量的增加及技术水平的变化,也可能改变器械类型的选择。

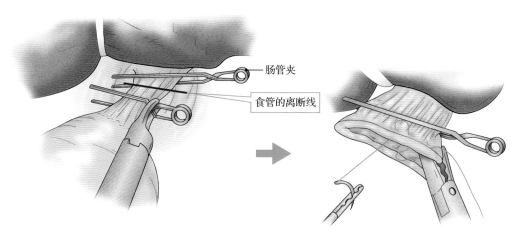

食管的离断线

肠管夹

图Ⅱ-1-41 **食管的离断与食管断端的荷包缝合**

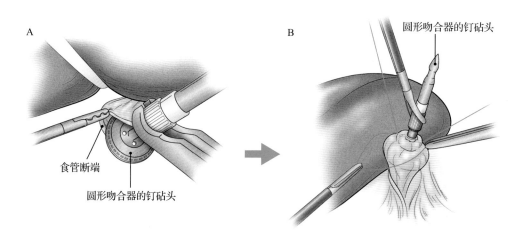

A

B

圆形吻合器的钉砧头

食管断端

圆形吻合器的钉砧头

图Ⅱ-1-42 **利用圆形吻合器行食管 – 空肠吻合①**

A. 将圆形吻合器的钉砧头置入食管断端;B. 扎紧荷包缝合线,将钉砧头固定于食管断端

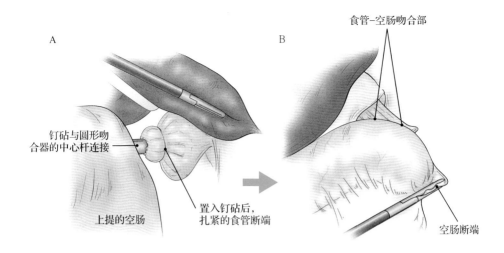

A

食管-空肠吻合部

B

钉砧与圆形吻合器的中心杆连接

上提的空肠

置入钉砧后，扎紧的食管断端

空肠断端

图 Ⅱ-1-43 **利用圆形吻合器行食管 – 空肠吻合②**

A. 经上提的空肠断端插入圆形吻合器，从肠壁穿出中心杆，与钉砧相连；B. 旋紧圆形吻合器的连接部，击发吻合器，完成食管 – 空肠吻合，以直线闭合器封闭空肠断端

　　行体内重建时，在利用直线闭合器等将食管离断后，通常会延长脐部穿刺孔，于该孔取出标本。另外，往往可以通过辅助切口行体外空肠 – 空肠 Roux-en-Y 吻合，故在取出标本后行 Roux-en-Y 吻合。因受系膜张力等影响，如果辅助切口内视野不佳，应考虑改行体内吻合。

　　利用圆形吻合器的体内重建与体外重建的方法基本相同。近年来，已开发出操作较以前更为容易的体内食管断端荷包缝合器械，术者体内缝合操作水平的提高，可利于体内重建的进行。另外，也可用直线闭合器离断食管后，用吻合器套件经口腔插入钉砧，使钉砧在腹腔内与圆形吻合器主体连接，以完成吻合（图 Ⅱ-1-44）。

　　使用直线缝合器的体内重建法主要分为功能性端端吻合（functional end-to-end，FEE 法）和 overlap 法（OL 法）。在 FEE 法中，离断食管后（图 Ⅱ-1-45A），将上提空肠反折，在食管与上提空肠的断端各自开小口，分别置入直线缝合器的两臂，完成逆蠕动的食管 – 空肠吻合（图 Ⅱ-1-45B）。如两臂置入的长度一致，则随后的共同开口的关闭较容易。另外，对于病灶口侧食管切缘充分的患者，可暂不离断食管。于食管侧壁开 1 个口，在切除标本前完成食管 – 空肠吻合及关闭共同开口，虽然可使用直线缝合器，但有导致吻合口狭窄的可能，要充分注意（图 Ⅱ-1-46A）。另外，也可在共同开口的直线闭合器闭合缘（图 Ⅱ-1-46B ❶）及吻合口顶端分叉处（图 Ⅱ-1-46B ❷）行加强缝合。

　　行 OL 法重建时，首先于上提空肠的对系膜侧、距断端 5~7 cm 处开小口，再于食管断端开小口，并分别从这两个小口置入直线缝合器的两臂（两臂插入长度一致），行顺蠕动食管 – 空肠吻合（图Ⅱ–1–47A）。从腔内侧确认缝合线处无出血后（图Ⅱ–1–47B），手工缝合共同开口，完成吻合（图Ⅱ–1–48）。与 FEE 法不同的是，OL 法因角度问题，难以使用直线缝合器关闭共同开口，故许多医疗机构通常选择手工缝合。

14 关闭切口

确认无出血后，冲洗腹腔，留置引流管，关闭切口。

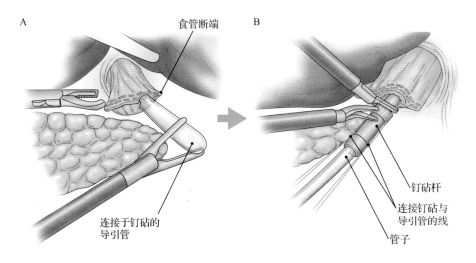

A 食管断端 B

钉砧杆
连接钉砧与
导引管的线
管子

连接于钉砧的
导引管

图Ⅱ–1–44 **利用吻合器套件的经口腔的钉砧插入法**

A. 从食管断端穿出与钉砧连接的导引管；B. 切断连接钉砧与导引管的线，拔除导引管，将钉砧与圆形吻合器主体连接

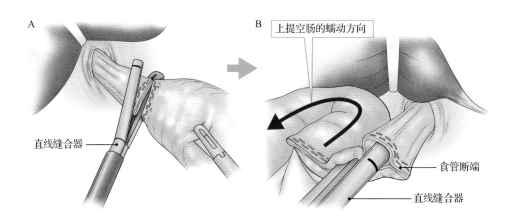

A B 上提空肠的蠕动方向

直线缝合器

食管断端

直线缝合器

图Ⅱ–1–45 **FEE 法的食管 – 空肠吻合①**

A. 用直线缝合器将食管离断；B. 在上提空肠断端与食管断端分别开小口，分别置入直线缝合器的两臂，完成吻合（逆蠕动）

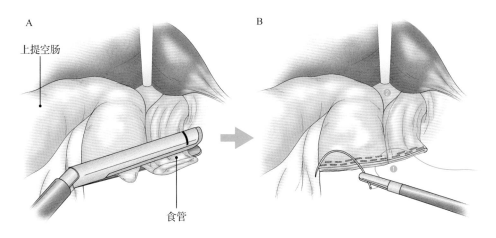

图Ⅱ-1-46 FEE 法的食管 – 空肠吻合②

A. 吻合后,用直线缝合器关闭共同开口; B. 在共同开口的直线闭合器闭合缘❶和吻合口顶端分叉处❷进行加强缝合

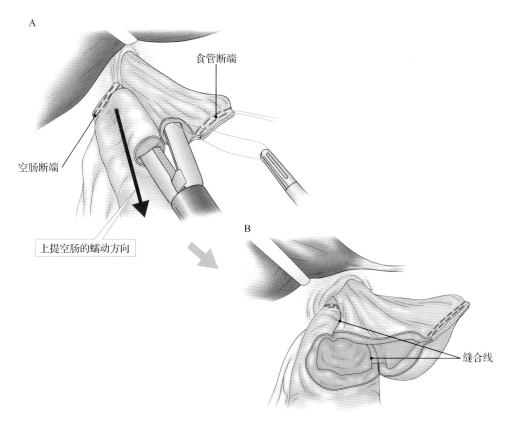

图Ⅱ-1-47 OL法的食管 – 空肠吻合①

A. 在上提空肠壁与食管断端开小口,分别置入直线缝合器的两臂,进行吻合(顺蠕动); B. 从腔内侧确认食管 – 空肠吻合口处有无出血等

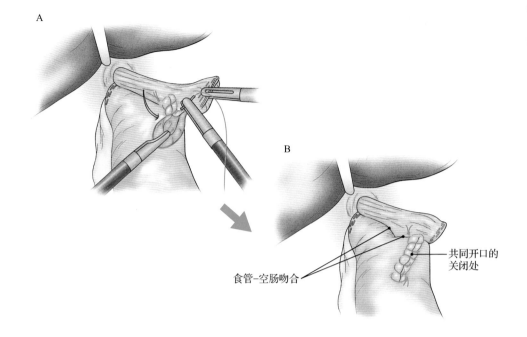

A

B

食管-空肠吻合

共同开口的
关闭处

图Ⅱ-1-48　**OL 法的食管 – 空肠吻合②**
A. 手工缝合共同开口；B. 完成食管 – 空肠吻合

术中及术后处理

　　手术操作完成后,除确认术野无出血外,还应确认食管 – 空肠吻合口的情况。如有可能,在术中用胃镜确认吻合口黏膜有无出血,利用胃镜或鼻胃管进行充气试验,确认吻合口是否漏气。

　　一般在术后 7 日内定期观察生命体征,行血液检查及 X 线检查,如有必要,对吻合口进行造影检查。

　　确认引流液性状及淀粉酶等无异常后,可适当将引流管的拔除时间提前。

参考文献

[1] Tanimura S, et al: Laparoscopic gastrectomy with regional lymph node dissection for upper gastric cancer. Br J Surg 2007; 94: 204-7.

[2] 宇山一朗等人：腹腔镜下全胃切除术 手术 2007; 61: 419-24.

[3] Mochiki E, et al: Laparoscopically assisted total gastrectomy with lymph node dissection for upper and middle gastric cancer. Surg Endosc 2008; 22: 1997-2002.

[4] 谷村深哉等人：胃上部癌腹腔镜下胃切除术后利用直线缝合器进行体内吻合操作 手术 2008; 62: 325-9.

1.4 早期胃癌腹腔镜下近端胃切除术

癌研有明医院消化中心外科　**布部创也**

适应证

　　近端胃切除术（proximal gastrectomy，PG）是一种主要针对早期胃上部癌的功能保留手术。关于近端胃切除术的术后生存时间与生活质量的证据较少，故与全胃切除术相比，近端胃切除术的适应证仍有待讨论。

● 在本科室，腹腔镜下近端胃切除术（laparoscopic proximal gastrectomy，LAPG）的适应证是保留残胃可达 2/3 以上的早期胃上部癌。因此，LAPG 并不适用于 UM 区域的大范围 0–Ⅱc 病变等。近端胃切除术与远端胃切除术的切除范围不同，无论采用何种重建方法，都应考虑到术后发生反流性食管炎的风险，因此残胃以大为佳。

术前检查

● 通过内镜检查及胃透视检查来标记和确认病变位置。此时，要确认切缘活检为阴性，以保证安全。腹腔镜手术有时难以确认病变的位置，尤其是早期胃癌，应结合点墨标记。另外，对于存在食管浸润的病例，也应进行口侧标记。

● 术前通过内镜检查确认有无食管裂孔疝和反流性食管炎。

● 由于 PG 是一种保留了胃癌好发部位的手术方式，因此必须对远侧残胃的病变进行仔细检查。

手术要点	行 LAPG 时，应尽量保留残胃容积，故通过胃透视来确认胃大小是非常重要的。

手术步骤

1 清扫贲门周围、保留迷走神经

2 离断胃

3 离断食管

4 食管–残胃吻合（观音洞法）

5 制备牺牲肠管、行间置空肠–残胃吻合

6 留置引流管

7 关闭切口

手术技术

为防止 LAPG 后的重建术发生反流,本院采取腹腔镜下单通道的间置空肠术或食管 – 残胃吻合(观音洞法)。

1 清扫贲门周围、保留迷走神经

本术式的特点在于贲门周围的清扫,以及迷走神经肝支、幽门支与腹腔支的神经保留。行贲门周围的清扫时,特别重要的解剖标志是作为膈肌筋膜的膈食管膜。膈肌的正中部及膈肌脚由食管系膜产生,它们本来就是同一组织。在食管与膈食管膜之间,可以看到迷走神经和淋巴结(即食管裂孔淋巴结),以及肌束的移行。因此,膈食管膜是保留迷走神经及清扫贲门周围淋巴结的标志。需要保留的神经包括从迷走神经前支发出的肝支和幽门支,以及后干的主要分支——腹腔支。

手术要点	在贲门周围,膈食管膜可作为保留迷走神经及清扫贲门周围淋巴结的标志。

2 离断胃

完成淋巴结的清扫后,离断胃。离断线在胃网膜左右动静脉分界线的头侧(图Ⅱ–1–49)。内镜下确认术前所做的标记,尽量多地保留残胃。使 No.4sb 淋巴结附着于切除侧。使用自动缝合器分 2~3 次从大弯侧开始离断。尽量行浆肌层包埋。

3 离断食管

对于无食管浸润的病例,于食管胃接合部的食管侧进行离断(图Ⅱ–1–50)。如有食管浸润,于术前标记处的口侧 2~3 cm 处离断。确定拟离断部位后,用龙胆紫标记。行腹腔镜下重建时,到最后才离断食管,这样便于拉出残胃,以为吻合操作提供良好视野。

4 食管 – 残胃吻合(观音洞法)

在 LAPG 中,多采用管形吻合器行食管 – 残胃吻合。但只用器械完成吻合时,必定发生反流性食管炎,因此最好附加贲门成形术等抗反流术。观音洞法是一种由上川等人报道的保留胃的形态与功能的重建方法。在我院,对于无食管浸润的病例,如果离断腹部食管后仍有足够的口侧切缘,则作为观音洞法的适应证。行食管 – 残胃吻合时可采用手工缝合,将浆肌瓣制作成"观音洞"形状,从而有助于抗反流。全腹腔镜吻合虽然需要一定的缝合技巧,但优点是与辅助切口相比,吻合视野更佳。另外,因浆肌瓣覆盖吻合口,故发生吻合口瘘的风险较小。

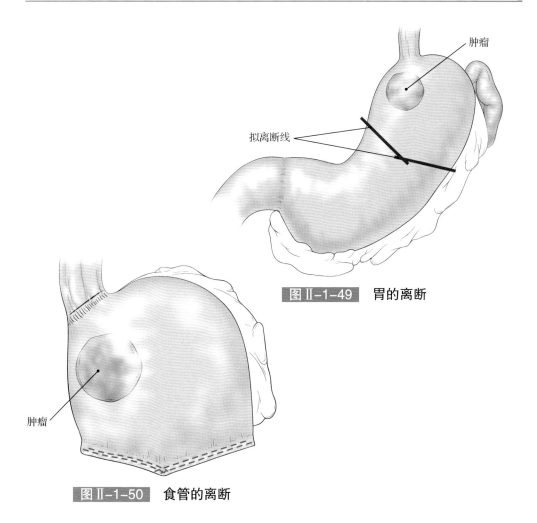

肿瘤

拟离断线

图Ⅱ-1-49 **胃的离断**

肿瘤

图Ⅱ-1-50 **食管的离断**

经脐部切口拉出残胃,在残胃前壁制作 2.5 cm×3.5 cm 的浆肌瓣(图Ⅱ-1-51)。为避免损伤皮瓣,操作时,应用电刀小心切开、止血。在游离面下缘,切开胃黏膜约 2.5 cm 以作为拟吻合处。然后,将残胃放回腹腔内,再次建立气腹。

接下来,行腹腔镜下吻合。将浆肌瓣游离面上缘与食管后壁缝合固定(通常为 4 针)(图Ⅱ-1-52)。缝合时,牵引残胃,选择在距食管拟离断线以上 5 cm 处固定。这样,可将食管下端数厘米包埋于胃壁内,并使随后的吻合相对容易。离断食管,移除切除的胃标本。离断食管时,为防止食管后壁的黏膜层与浆肌层错位,追加 3 针间断缝合,则可安全地进行随后的后壁缝合,也避免了食管全层的损伤。食管后壁缝合采用食管全层 – 残胃浆肌瓣游离面的黏膜 / 黏膜下层连续缝合的方法(图Ⅱ-1-53)。食管前壁缝合采用食管与浆肌瓣游离面下端的胃壁间断、逐层缝合的方法

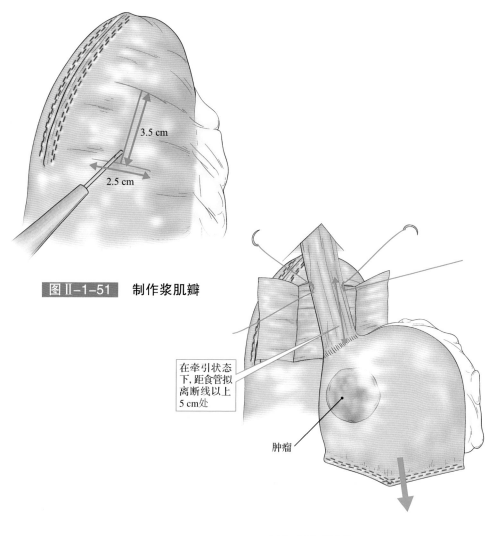

3.5 cm

2.5 cm

图Ⅱ-1-51　制作浆肌瓣

在牵引状态下，距食管拟离断线以上5 cm处

肿瘤

图Ⅱ-1-52　固定食管后壁

（图Ⅱ-1-54，Ⅱ-1-55）。最后，将浆肌瓣缝合成"Y"字形并覆盖于吻合部，完成吻合（图Ⅱ-1-56）。

手术要点	食管下端包埋于胃黏膜下层与浆肌瓣之间，胃内压与浆肌瓣的相互作用发挥了抗反流的功能。

手术注意事项	为便于在腹腔镜下进行吻合，应防止食管后壁的黏膜层与浆肌层发生错位。

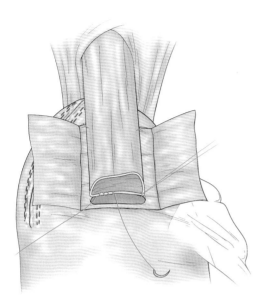

图Ⅱ-1-53　食管后壁的连续缝合

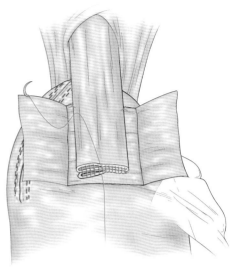

图Ⅱ-1-54　食管前壁的黏膜缝合
（间断缝合）

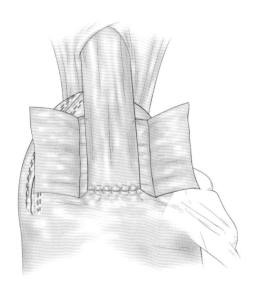

图Ⅱ-1-55　食管前壁的浆肌层
缝合（间断缝合）

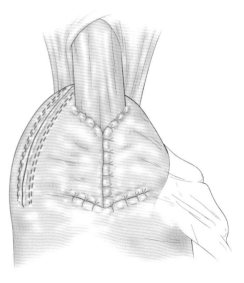

图Ⅱ-1-56　浆肌瓣的覆盖

5 制备牺牲肠管、行间置空肠－残胃吻合

在食管－空肠吻合中,通常使用 25 mm 的管形吻合器。置入钉砧头时,我们采用我院自行开发的"上提法"。先用可拆卸肠钳(哈巴狗钳)夹闭显露的食管,然后确定食管离断线,最好以龙胆紫标记。此时,将脐部穿刺孔扩大至约 2.5 cm,在套有手套的切口保护器上安装观察孔穿刺器,再次建立气腹。钉砧头的具体操作如图Ⅱ-1-57 所示。

用超声刀沿食管标记线切开约 5/6 周,打开食管,为防止浆肌层与黏膜层错位,用 3－0 单乔可吸收线(MONOCRYL®)全层缝合 4~5 针(图Ⅱ-1-58)。将胃管从食管内腔拉出,并经脐部穿刺孔拉出体外。解除气腹;将准备好的钉砧头缝合在胃管上,并放回腹腔;再次建立气腹。

上提胃管,将钉砧头拉至食管附近。术者与助手用手术钳将食管向左、右两侧牵开,利用膈肌脚的间隙将钉砧头底盘置入食管。经鼻外拉胃管,将钉砧头向食管方向上拉的同时,以手术钳推压钉砧头中心杆上的导管,使钉砧头完全进入食管(图Ⅱ-1-59)。接下来,行食管全周的连续荷包缝合(图Ⅱ-1-60)。因在术者侧运针困难,助手可顺时针转动食管,以方便术者运针。将食管未离断的部分离断,取出胃标本。最后,使用 End Loop® 缝合线加强缝合。

制备上提的间置空肠。在距离 Treitz 韧带约 20 cm 处离断空肠(同时处理肠系膜的边缘动脉),将远端空肠上提。量取上提空肠 50~55 cm,于拟定空肠－空肠吻合处临时缝合 2 针,以防止小肠系膜扭曲等(图Ⅱ-1-61)。经脐部切口插入吻合器主体至空肠内,用血管吊带保持吻合器主体与空肠不发生移位。再次建立气腹后,去除钉砧头中心杆上的胃管,在腹腔镜直视下将钉砧头与吻合器主体对合,小心击发吻合器,完成食管－空肠吻合(图Ⅱ-1-62)。间置空肠的长度以 8~10 cm 为宜。行空肠－残胃吻合时,因胃壁较厚,要注意术后狭窄的问题。一般采用手工吻合或管形吻合器进行吻合,但笔者行腹腔镜下吻合时,多使用直线切割闭合器。在间置空肠远端与残胃处分别做 1 个开口。为防止吻合口过大,将闭合器插入 40~50 mm 即可。使用闭合器关闭共同开口。将吻合口置于残胃中间,自然形成 His 角与假胃底,以防止反流性食管炎的发生(图Ⅱ-1-63)。

关腹后,残胃的位置可发生变化,这使得假胃底不发挥功能,应将残胃头侧固定于上提空肠。于间置空肠的肛侧制备 10~15 cm 的牺牲肠管,经脐部切口,与始于 Treitz 韧带的空肠口侧行空肠－空肠吻合。封闭肠系膜裂孔,完成重建。

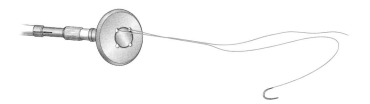

图Ⅱ-1-57　钉砧头的具体操作

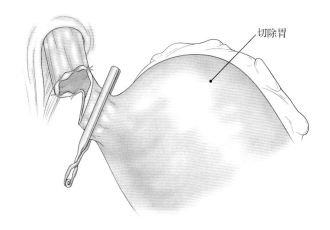

切除胃

图Ⅱ-1-58　防止浆肌层与黏膜层错位

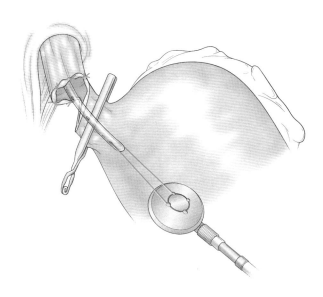

图Ⅱ-1-59　使用上提法放置钉砧头

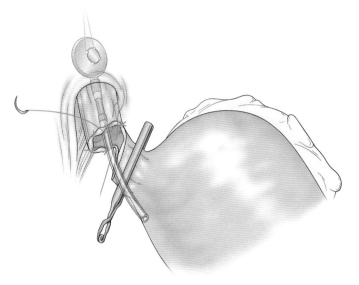

图Ⅱ-1-60　食管全周的连续荷包缝合

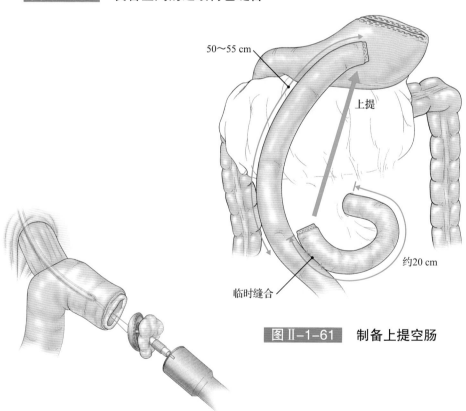

50～55 cm

上提

临时缝合

约20 cm

图Ⅱ-1-61　制备上提空肠

图Ⅱ-1-62　食管 - 空肠吻合

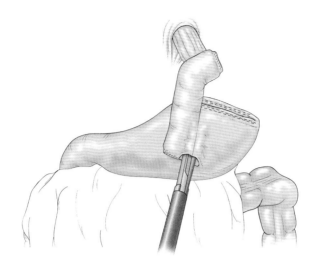

图 II-1-63　间置空肠 – 残胃吻合

手术技巧	插入钉砧时，助手用左手拉直食管。利用好膈肌脚的间隙是十分重要的。

手术要点	吻合前，必须模拟吻合，明确上提空肠能否在无张力状态下提至吻合处。如存在张力，则制备 10~20 cm 的牺牲肠管即可。 本术式最重要的要点是：间置空肠不宜过长；将吻合口置于残胃中间，形成 His 角与假胃底，以防止反流性食管炎的发生。

手术注意事项	重建完成后，将小肠整齐排列，并将全部小肠放入盆腔内，以确保进食顺畅。同时，应妥善封闭 Petersen 裂孔，避免发生内疝。

6 留置引流管

将细内径引流管自右上方的穿刺孔置入，穿过食管 – 胃（或空肠）吻合口背侧，并置于左膈下（图 II-1-64）。引流管用于观察胰腺上缘的胰瘘及吻合口瘘的情况。

7 关闭切口

辅助切口虽小，但如果缝合不当，可导致术后切口疝。另外，对于 10 mm 的穿刺孔，为了止血，应采用 Endoclose® 钩针封闭筋膜。

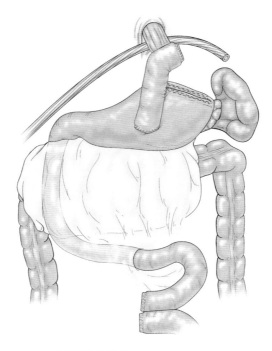

图 Ⅱ-1-64　　留置引流管

术后处理

- 为判断反流程度,术后务必行胃透视检查。评价卧位状态下的反流程度。
- 术后应长期观察患者的进食情况、反流症状及有无体重减轻等。
- 由于仍然存在胃癌好发部位,因此必须充分关注残胃癌的发生。

参考文献

[1] 日本胃癌学会编制:胃癌治疗指南(医师用 2004 年 4 月修订),金原出版,2004.

[2] 大山繁和等 横隔食管膜与胃癌功能保留手术 外科 2000; 62: 383-90.

[3] 上川康明等 以防止近端胃切除术后的反流为目的的新食管胃吻合法 消化器外科 2001; 24: 1053-60.

[4] 布部创也等 近端胃切除后的空肠间置术的缝合/吻合 临床外科增刊号缝合/吻合 2009; 64: 154-8.

[5] Nunobe S, et al: Three-step esophagojejunal anastomosis with atraumatic anvil insertion technique after laparoscopic total gastrectomy. J Gastrointes Surg 2011; 15: 1520-5.

1.5 进展期胃癌远端胃切除术

癌研有明医院消化中心外科　**布部创也**

适应证

远端胃切除术是具有代表性的胃癌标准手术方式。在本院,对进展期胃癌主要采用开腹手术,故本术式适用于累及胃体中部及下部的、可确保近侧切缘的进展期胃癌。重建方法的选择应以安全性及术后生活质量为前提。选择 Billroth-Ⅰ(B-Ⅰ)重建或 Roux-en-Y 重建尚存在争议,但通常由术者的习惯或偏好决定。手工吻合是消化外科手术的基本技能,对于消化道条件不佳的患者,手工吻合是保证吻合安全的必备技术。

可使用自动吻合器和自动缝合器进行吻合与缝合,不仅操作简单、安全,而且可缩短手术时间。自动吻合器和自动缝合器的种类繁多,使用时应熟悉它们的基本使用方法,并掌握各自的特点。另外,还要了解使用自动吻合器后出现的并发症及应对方法。

术前检查

● 通常由术者决定使用哪种重建方法。如果残胃较小,为预防术后发生反流性食管炎,Roux-en-Y 重建是第一选择。如果难以判断残胃大小,术前可通过内镜及胃透视等检查进行仔细分析,尽量在术前做到心中有数。

手术步骤

1 离断十二指肠
2 离断胃
3 用自动吻合器行B-Ⅰ吻合
4 用自动缝合器行Roux-en-Y重建
5 放置引流管
6 关闭切口

手术技术

主要介绍开腹手术时所行的 B-Ⅰ重建及 Roux-en-Y 重建的方法。

1 离断十二指肠

开腹手术中,清扫幽门周围后,可离断十二指肠。

如行 B-Ⅰ重建, 则于十二指肠断端内放置 28~29 mm 的钉砧头(图Ⅱ-1-65)。用荷包钳(PSI 钳)夹闭十二指肠,穿入尼龙直针。用 Lister 钳夹闭十二指肠口侧。

如行 Roux-en-Y 重建,则使用自动缝合器(白钉仓或蓝钉仓)离断十二指肠,务必行浆肌层包埋。

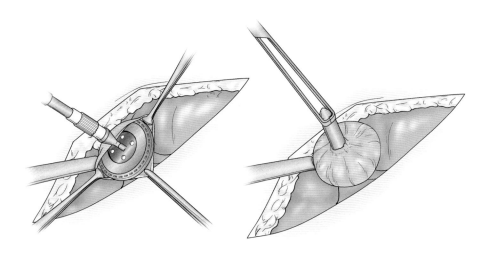

图Ⅱ-1-65 将钉砧头置入十二指肠

手术注意事项	十二指肠残端的封闭是术后短期内最关键的注意事项。由于十二指肠残端可引发严重的并发症,因此必须行浆肌层包埋。

2 离断胃

胃口侧的离断线位于胃网膜左右动静脉分界线的稍口侧(图Ⅱ-1-66)。病变的口侧切缘非常重要,务必打开要切除的标本,以确认病变位置及是否有足够的切缘。对于局限性肿瘤,要确保近端切缘的长度在 3 cm 以上;对于浸润性肿瘤,要确保近端切缘的长度在 5 cm 以上。若怀疑黏膜下的肿瘤侵犯蔓延至切缘附近,则应行快速病理检查,以确认切缘是否为阴性。

如果行 B-I 重建,则通过半双吻合技术于残胃大弯处完成吻合,胃的离断与吻合应同时进行。如果行 Roux-en-Y 重建,则用自动缝合器分 2~3 次从胃大弯侧进行离断。务必行浆肌层包埋。

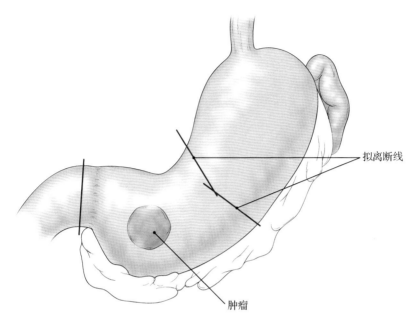

拟离断线

肿瘤

图Ⅱ-1-66　**胃口侧的离断线**

3 用自动吻合器行 B-I 吻合

胃的离断与吻合应同时进行。使用自动缝合器(蓝钉仓)垂直胃大弯方向离断约 5 cm 长的胃壁(图Ⅱ-1-67)。如图Ⅱ-1-68 所示,于离断线附近做 1 个小的开口,以插入自动吻合器。插入吻合器后,将中心杆自残胃大弯侧穿出,并与钉砧头连接(图Ⅱ-1-69)。此时,通过旋转残胃闭合线,使切除侧的大弯靠近残胃的小弯,调整角度,使残胃小弯的缝合线朝向头侧及背侧。

在直视下确认有无吻合口出血。使用自动缝合器关闭共同开口,同时离断胃(图Ⅱ-1-70,Ⅱ-1-71)。

手术要点	离断胃时,若离断线与大弯侧呈锐角,则可能出现吻合后流出道狭窄。

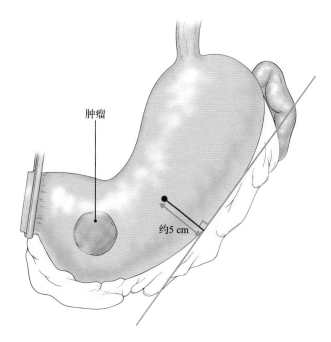

肿瘤

约5 cm

图Ⅱ-1-67　离断胃大弯

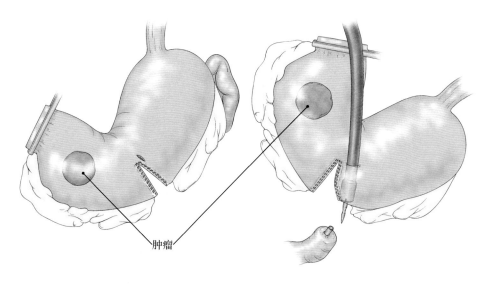

肿瘤

图Ⅱ-1-68　插入自动吻合器

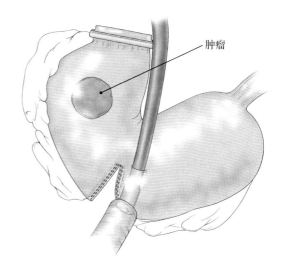

肿瘤

图 II-1-69 将中心杆与钉砧头连接

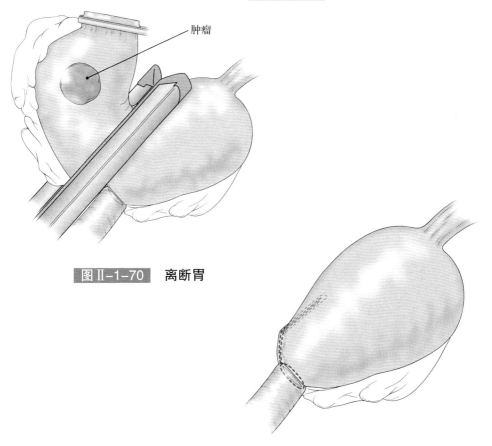

肿瘤

图 II-1-70 离断胃

图 II-1-71 完成吻合

4 用自动缝合器行 Roux-en-Y 重建

对于腹腔镜手术,自动缝合器对重建产生了很大的影响,即使是开腹手术,也越来越普遍地使用器械进行吻合。

首先,在 Treitz 韧带下方约 20 cm 处处理小肠系膜,行上提空肠的准备。通常在第 2 支空肠动静脉与第 3 支空肠动静脉之间离断边缘动脉。在开腹手术中,先行胃 - 空肠吻合。一般沿肠蠕动的方向经结肠后方上提空肠,与残胃大弯吻合。在距小肠断端约 6 cm 处的对系膜缘与残胃断端的大弯处分别做小开口,在小肠侧插入蓝钉仓,在胃侧置入钉砧(图Ⅱ-1-72)。手工单层缝合共同开口(图Ⅱ-1-73)。如果空肠头端过长,可将其在胃大弯处缝合 1~2 针,以防止空肠下垂。

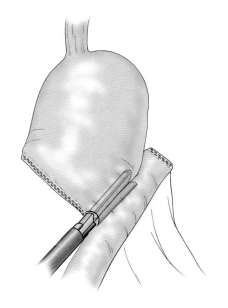 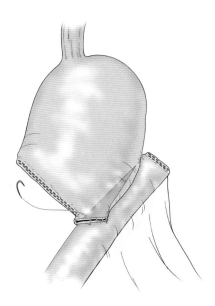

| 图Ⅱ-1-72 | 使用自动缝合器
行胃 - 空肠吻合 | 图Ⅱ-1-73 | 关闭共同开口 |

于距胃-空肠吻合口 40 cm 处,行空肠 - 空肠 Roux-en-Y 吻合。一般行浆肌层的单层手工连续吻合(图Ⅱ-1-74, Ⅱ-1-75),也可使用自动缝合器行侧侧吻合。

完成重建后,将结肠系膜与上提空肠固定,并关闭吻合口根部的系膜及 Petersen 裂孔(图Ⅱ-1-76)。另外,使小肠自然下垂进入盆腔内。

| 手术技巧 | 待组织适应吻合器后,再缓慢击发吻合器,以防止吻合失败。 |

| 手术要点 | 行胃-空肠吻合时,术者用左手提起残胃,并小心地插入自动缝合器。 |

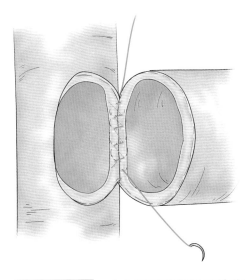

图Ⅱ-1-74　吻合口后壁浆肌层的连续吻合

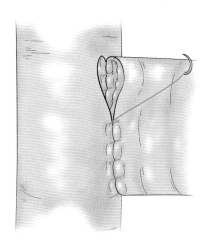

图Ⅱ-1-75　吻合口前壁的吻合

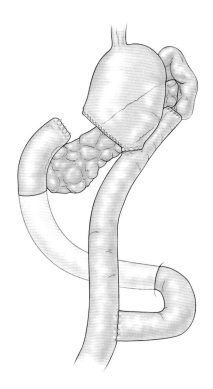

图Ⅱ-1-76　完成 Roux-en-Y 重建

5 放置引流管

从正中偏右侧,将细径闭式引流管放置于胰腺上缘,以观察是否发生胰瘘或吻合口瘘。

6 关闭切口

关闭切口时,若不妥善关闭肌膜,可导致术后出现切口疝。但应注意不要缝合过多的脂肪组织。如皮下脂肪较厚,可在皮下放置引流管,以预防术后伤口感染。

术后处理

- 对于进展期胃癌手术,术后可发生胰瘘,虽然发生率较低,但仍要观察引流液性状、检测引流液淀粉酶等物质,以及进行仔细的引流管理。不必要的长时间留置引流管可导致逆行性感染,如无问题,则于术后2~3日拔除引流管。

- 定期复查,通过上消化道内镜观察残胃炎、反流性食管炎的严重程度。另外,因有发生残胃癌的可能,故应使患者理解定期复查的重要性。

参考文献

[1] Nunobe S, et al: Billroth-I versus Roux-en-Y reconstructions: a quality-of-life survey at 5 years. Int J Clin Oncol 2007; 12: 433-9.

[2] Kumagai K, et al: Different features of complications with Billroth-I and Roux-en-Y reconstruction after laparoscopy-assisted distal gastrectomy. J Gastrointest Surg 2011; 15: 2145-52.

[3] Hiki N, et al: An effective duodenum bulb mobilization for extracorporeal Billroth-I anastomosis of laparoscopic gastrectomy. J Gastrointest Surg 2009; 13: 230-5.

[4] 布部创也等 胃领域 : 器械吻合 (linear stapler, circular stapler). DS NOW 14 吻合术与缝合术, Medicalview 公司 2011. 33-43.

1.6 进展期胃癌全胃切除术

癌研有明医院消化中心外科　**熊谷厚志、佐野武**

适应证

- 如果行远端胃切除术无法确保近端切缘,则适合行全胃切除术。
- 如果可以确保近端切缘,但因累及胰腺而应行胰脾联合切除,则必须行全胃切除术。
- Siewert Ⅱ型及 Siewert Ⅲ型的食管胃接合部癌是全胃切除术的适应证。
- 对于胃上部大弯侧进展期癌或胃中部大弯侧病变伴 No.4sb 淋巴结转移,考虑行全胃切除术和脾切除术。

术前检查

- 术前必须检查主要脏器能否承受手术,根据体重的增减、血清白蛋白水平、前清蛋白水平、有无贫血等评价患者的营养状况。如贫血明显,应考虑术前输血。如经口摄食不良,则应通过术前中心静脉营养或经鼻肠内营养来改善患者的营养状况。
- 通过内镜、CT、消化道造影和组织学诊断确定肿瘤的位置、浸润的深度、淋巴结的转移情况等。对于食管胃接合部癌,应综合上述表现,判断肿瘤的中心位置与食管的浸润长度。

手术步骤

1 开腹
2 Kocher 切口游离
3 切除网膜囊
4 离断十二指肠
5 离断食管
6 插入钉砧头
7 切除脾脏
8 离断空肠

9 利用管形吻合器行食管 – 空肠吻合
10 封闭上提空肠断端
11 空肠 – 空肠吻合
12 冲洗腹腔
13 封闭系膜裂孔
14 留置引流管
15 关闭切口

手术技术

① 开腹

在上腹做正中切口。将切口的头侧切至剑突左侧,尾侧切至脐下。为确保视野并保护创缘,可使用切口牵开器(切口保护器)。将腹壁悬吊拉钩立于患者左侧,悬吊左侧肋弓。然后通过立于患者右侧的肝脏拉钩将肝脏向头侧牵开。再在脾脏背面放置3~5块纱布,托起脾脏,尽量离断大网膜与脾脏的粘连处,以防止牵拉大网膜时脾脏发生破损和出血。

② Kocher 切口游离

助手从左侧抓住十二指肠降部,将十二指肠外侧腹膜绷紧并切开(图Ⅱ-1-77)。术者于十二指肠外侧切开腹膜,向尾侧、外侧延伸,离断肝结肠韧带。然后于十二指肠背侧沿胰头后方进行游离(图Ⅱ-1-78),直至腹主动脉前方(图Ⅱ-1-79)。触诊腹主动脉周围淋巴结,如有肿大,则进行活检。在游离好的十二指肠的背侧放置1块纱布。

手术技巧	行Kocher切口游离时,从十二指肠背侧沿胰头后方进行游离。保留Treitz融合筋膜,并在胰腺背侧保留1层脏层筋膜(图Ⅱ-1-78)。

手术要点	在全胃切除术中,Kocher切口游离并非必需,但Kocher切口游离有助于No.6淋巴结的清扫。清扫No.6淋巴结时,可能导致副右结肠静脉出血,如行Kocher切口游离,则术者用左手上提十二指肠,以便于控制出血。

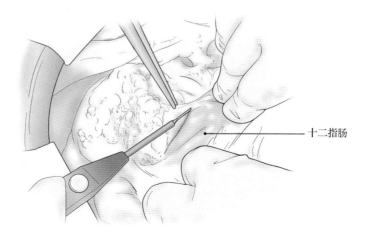

十二指肠

图Ⅱ-1-77　Kocher 切口游离①

将十二指肠外侧腹膜绷紧并切开

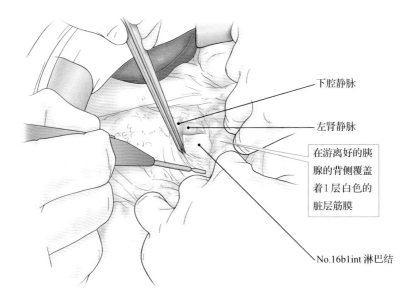

下腔静脉

左肾静脉

在游离好的胰腺的背侧覆盖着1层白色的脏层筋膜

No.16b1int 淋巴结

图Ⅱ-1-78　Kocher 切口游离②

保留白色有光泽的 Treitz 融合筋膜，并在胰腺背侧保留 1 层脏层筋膜

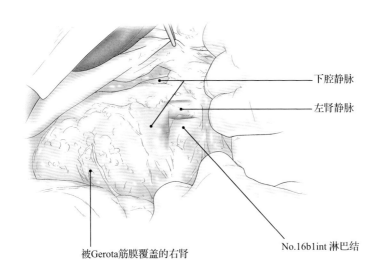

下腔静脉

左肾静脉

被Gerota筋膜覆盖的右肾

No.16b1int 淋巴结

图Ⅱ-1-79　Kocher 切口游离③

助手的手中为已游离的胰头和十二指肠

3 切除网膜囊

对于 T3 期胃癌，只需切除大网膜，但对于露出浆膜面的胃后壁肿瘤，为尽量切除微小的腹膜转移，应切除网膜囊。术者用左手提起大网膜，助手将横结肠向尾侧牵拉，以便充分展开网膜囊。在肠脂垂的顶部切开 1 层腹膜，将肠脂垂压向结肠侧，即可进入疏松间隙（横结肠系膜前、后叶间的间隙）（图Ⅱ–1–80）。沿该间隙向头侧进行游离，则进入胰腺后方，然后游离胰腺。

为继续切除网膜囊，应在胰腺下缘将剥离层面转向胰腺前面。此时，应离断大网膜后动脉（图Ⅱ–1–81）。术者用左手将剥离的网膜囊后壁向腹侧牵引，用剥离子钝性剥离胰腺前面的被膜（图Ⅱ–1–82）。该层面与胰腺上缘的淋巴结清扫层面相延续。

对于行脾切除术的病例，于结肠系膜前、后叶间进行游离，跨过胰腺下缘，继续向头侧游离，游离胰腺，直至在胰腺背面可清楚地见到脾静脉（图Ⅱ–1–83）。

手术技巧	游离胰体尾部时，将卷成团的纱布置于 Treitz 韧带附近，以便压住小肠。助手向尾侧牵拉横结肠，同时术者用左手将胰腺向头侧、腹侧掀起。此时，胰腺后方呈绷紧状态，要游离的疏松间隙已自然显露。
手术要点	切除网膜囊后，充分游离胰体尾部，只要切开脾外侧的 1 层薄膜，即可完成脾脏的游离。

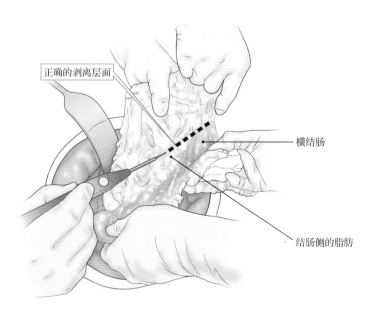

正确的剥离层面

横结肠

结肠侧的脂肪

图Ⅱ–1–80　切除网膜囊①

术者与助手朝相反方向牵拉，则正确的网膜囊剥离层面就会清晰显露

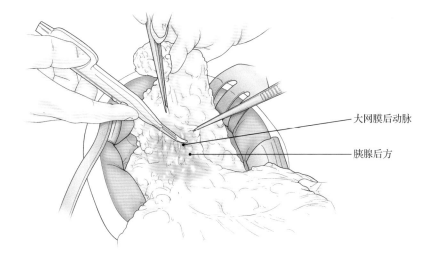

大网膜后动脉

胰腺后方

图 Ⅱ-1-81 **切除网膜囊②**

于胰腺下缘离断从胰腺发出的大网膜后叶的动脉（大网膜后动脉），使剥离层面从胰腺后方转向胰腺前方

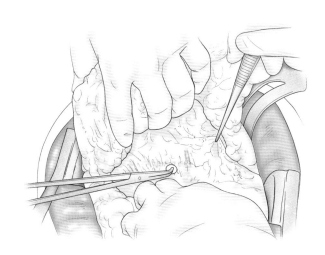

图 Ⅱ-1-82 **切除网膜囊③**

用剥离子钝性剥离胰腺前方的被膜

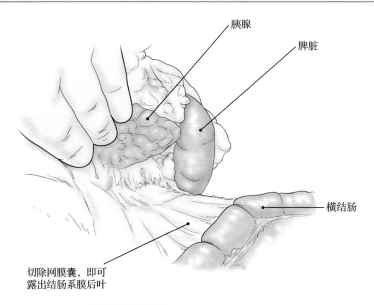

胰腺

脾脏

横结肠

切除网膜囊，即可
露出结肠系膜后叶

图 Ⅱ-1-83　**游离胰腺与脾脏**

对于行脾切除术的病例,应保持网膜囊的剥离层面,游离胰腺与脾脏,直到显露脾静脉

4 离断十二指肠

完成幽门周围淋巴结的清扫后,用自动缝合器离断十二指肠。此外,为
预防十二指肠残端瘘,行浆肌层包埋。

5 离断食管

游离食管周围后,上 PSI 钳(荷包钳),于荷包钳内穿入两端带直针的
2-0 Prolene 线,将食管钳置于胃侧,离断食管。

手术技巧	离断食管时，为避免缝合线脱落或被切断，应在 PSI 钳远端约 1 mm 处进行离断。

手术注意事项	如果 PSI 钳夹得太紧,则 Prolene 线可能缝至对侧黏膜,必须引起注意。

6 插入钉砧头

在松开 PSI 钳的同时,用 Alice 钳夹起食管切缘。进行食管 - 空肠吻
合时,使用直径为 25 mm 的圆形吻合器,但若食管较细,可用肠钳轻轻扩张
食管。

用钉砧钳将钉砧头插入食管内,结扎 Prolene 线(图 Ⅱ-1-84)。

手术技巧	插入钉砧头时，除使用 Alice 钳外，还可采用间断缝合。在食管断端行 6~8 针全层缝合并打结，牵拉缝合线，插入钉砧头。

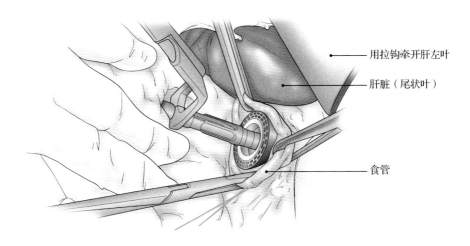

图Ⅱ-1-84　将钉砧头插入食管

除使用 Alice 钳外，还可采用间断缝合与牵引的方法

7 切除脾脏

游离完胰腺与脾脏后，术者移动至患者左侧。位于患者右侧的助手将游离好的胰尾及脾脏翻向患者右侧。于脾门部将脾动脉临时结扎。用 Metzenbaum 剪显露背侧的脾静脉，清扫淋巴结，但要保留脾动脉侧的淋巴结。在胰大动脉近末梢处离断脾动脉。尽量保留脾静脉至其末梢，于脾门部将脾静脉离断。

8 离断空肠

于 Treitz 韧带下方约 20 cm 处，用直线缝合器将空肠离断。为避免吻合口张力过大，可离断空肠系膜的 1 根边缘动静脉。

9 利用管形吻合器行食管－空肠吻合

如肿瘤大范围突破浆膜层，则有局部复发的可能，可于结肠前上提空肠，但通常采用结肠后的路径。在横结肠系膜处做 1 个开口，经开口上提空肠。开放上提空肠的封闭端，用 3 把 Alice 钳夹持肠管断端并置入管形吻合器。用钉砧钳夹住已插入食管内的钉砧头，将钉砧头与管形吻合器对合。

术者用右手触摸食管－空肠吻合口背侧，以防止夹入多余组织，并用左手控制空肠（图Ⅱ-1-85）。助手适当地旋紧管形吻合器，术者确认吻合处情况后击发吻合器。

手术技巧	对于行脾切除术的病例，为防止术后小肠坠入左膈下间隙，可以用左侧横结肠填塞此间隙。若选择结肠后的路径，则行系膜开口时应稍靠右。如行结肠前重建，则在上提空肠与右结肠系膜前面固定 2 针。
手术要点	吻合完成后，用干净的剥离子擦拭吻合口内腔，确认有无出血。如怀疑出血，则应从吻合口外侧追加全层缝合。
手术注意事项	在旋紧管形吻合器时，要注意避免将系膜侧空肠黏膜卷入其中。在术者用左手将空肠的远端向患者右侧牵拉的同时，旋紧吻合器。

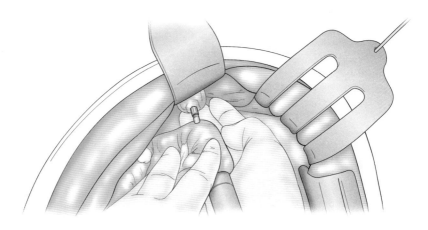

图Ⅱ-1-85　食管－空肠吻合

术者的右手放入吻合口背侧，左手控制空肠

🔟 封闭上提空肠断端

先用 Alice 钳提起上提空肠断端，然后用直线闭合器封闭断端，并行浆肌层包埋。

从上提空肠肠系膜侧开始缝合，为了更好地缝合，可以轻轻牵拉上提空肠肠系膜对侧。

11 空肠－空肠吻合

为防止肠液向食管反流，在距食管－空肠吻合口至少 40 cm 处行空肠－空肠吻合，然后行浆肌层连续缝合。

用肠钳分别夹住上提空肠的适当部位与近端空肠的断端，用电刀纵向切开空肠对系膜侧 2~3 cm。用 4-0 PDS 线自头侧行后壁浆肌层连续缝合（图Ⅱ-1-86），缝合至尾侧时，自术者侧穿出缝合线，从尾侧向头侧方向行前壁浆肌层连续缝合，缝合至头侧时，进行打结（图Ⅱ-1-87）。

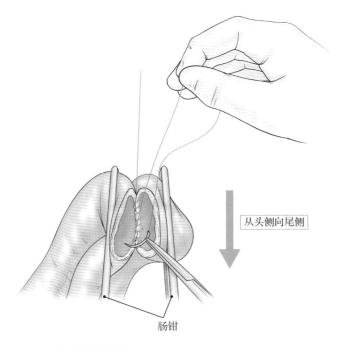

从头侧向尾侧

肠钳

图 Ⅱ-1-86　空肠 – 空肠吻合 (后壁)

后壁浆肌层连续缝合

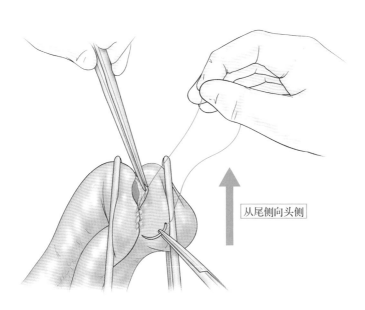

从尾侧向头侧

图 Ⅱ-1-87　空肠 – 空肠吻合 (前壁)

前壁浆肌层连续缝合

12 冲洗腹腔

为防止感染,更换手套,用 3000 ml 生理盐水冲洗腹腔。

手术技巧	冲洗腹腔时,分 3 次冲洗,每次用 1000 ml 生理盐水进行冲洗。在每次冲洗前,要尽量吸出上次的冲洗液,否则很难将腹腔冲洗干净。

手术要点	有报道显示,对于腹水脱落细胞阳性的患者,可用 10 L 生理盐水进行冲洗,以改善预后。

13 封闭系膜裂孔

为防止术后发生内疝,可以关闭空肠 – 空肠吻合口形成的系膜裂孔。如为结肠前的路径,则上提空肠与横结肠系膜之间会产生间隙(Petersen 裂孔),为防止此间隙发生内疝,将上提空肠与结肠系膜右侧缝合固定 2 针(图 II–1–88)。如为结肠后的路径,则封闭结肠系膜孔与上提空肠之间的间隙(图 II–1–89)。

手术注意事项	缝合肠系膜时,应避免进针过深,以防损伤肠系膜血管。

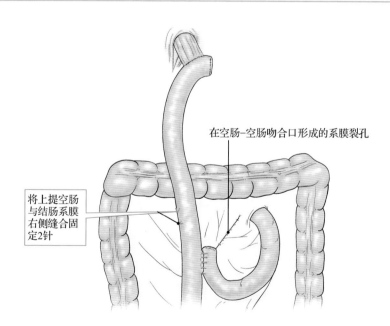

在空肠-空肠吻合口形成的系膜裂孔

将上提空肠与结肠系膜右侧缝合固定2针

图 II–1–88　结肠前的路径

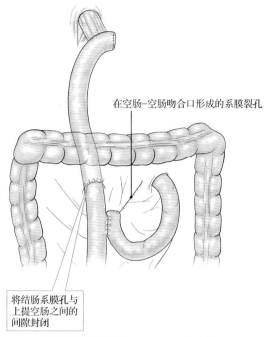

在空肠-空肠吻合口形成的系膜裂孔

将结肠系膜孔与上提空肠之间的间隙封闭

图 Ⅱ-1-89 结肠后的路径

14 留置引流管

从右侧腹部置入 19Fr 引流管。引流管经过十二指肠残端附近和胰腺上缘,以及食管-空肠吻合口背面。若行脾切除术,则应在左侧腹部也放置同样的引流管。左侧腹部的引流管穿过胰尾部附近,头端置于左膈下(图 Ⅱ-1-90)。

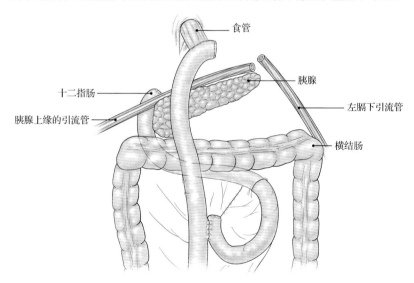

食管

胰腺

十二指肠

左膈下引流管

胰腺上缘的引流管

横结肠

图 Ⅱ-1-90 留置引流管

对于行脾切除术的病例,应从腹部左、右两侧各留置 1 根引流管

🔢 关闭切口

放置防粘连可吸收膜(Seprafilm®),该产品由 4 片组成,第 1 片贴在空肠 – 空肠吻合口上面,第 2 片贴在肝下面,第 3 片贴在开腹切口正下方,第 4 片贴在肝表面。

用 2 根 0 号 PDS 线完成关腹。对于消瘦的患者,线结可自切口外露,为使线结位于腹腔内,按照"内—外—外—内"的方法缝合腹部切口下方的腹直肌鞘。自术者侧出针,并向头侧行连续缝合。缝合至切口中部时,用另一根缝线自头侧开始行连续缝合。

按照"内—外—外—内"的方法缝合并结扎切口上端的腹直肌鞘后,自助手侧出针。助手从头侧向尾侧行连续缝合,与尾侧缝线"会师"时,收紧、打结缝线。此时,线结就位于腹腔内了。

然后,冲洗切口,用皮肤缝合器缝合皮肤。

参考文献

[1] 胃癌治疗指南 医师用 2014 年 5 月修订 第 4 版 . 日本胃癌学会编制 . 金原出版, 2014.

[2] Kuramoto M, et al: Extensive intraoperative peritoneal lavage as a standard prophylactic strategy for peritoneal recurrence in patients with gastric carcinoma. Ann Surg 2009; 250: 242-6.

1.7 食管浸润性胃癌的经裂孔下段食管全系膜切除术

国立医疗机构金泽医疗中心外科　**大山繁和**

引言

对于食管浸润性胃癌,经食管裂孔行下段食管切除术是由谷川于 20 世纪 90 年代开发的术式。在当时的癌研有明医院,均采用经左侧胸腹联合切口(斜切口)手术治疗食管浸润性胃癌。1995 年,日本临床肿瘤研究组(Japan Clinical Oncology Group,JCOG)开展了经左侧胸腹联合切口手术与经食管裂孔手术的对照试验(JCOG9502)。癌研有明医院也增加了经裂孔的下段食管切除术。随着该术式的不断成熟,基本已经没有必要行开胸手术了。几乎所有的食管浸润性胃癌均可经裂孔完成切除操作。因此,希望大家务必掌握本手术。

适应证

- 食管浸润不到 1 cm 者,无纵隔淋巴结转移;食管浸润为 1~2 cm 者,纵隔淋巴结的转移率为 2.2%;食管浸润在 2 cm 以上者,纵隔淋巴结的转移率为 17.8%。因此,本手术适合食管浸润在 2 cm 左右的患者。
- 在本手术中,可游离的胸部食管达 10 cm 以上,如考虑吻合因素,食管浸润为 6~7 cm 者也适合本术式。
- 另外,在 JCOG9502 研究中,临床试验的对象为食管浸润在 3 cm 以内的患者。

术前检查

■上消化道内镜检查

可通过上消化道内镜检查判断病变的性质、浸润程度等。病变浸润处口侧以金属夹标记。

■胃食管透视

胃食管透视是测量食管浸润长度的最有价值的检查。胃食管透视可根据食管壁僵硬度等表现推测浸润范围。注意把握金属夹的位置及其与口侧浸润部位的位置关系。

■CT 检查

可通过 CT 检查把握周围淋巴结的转移、膈肌的浸润及其他脏器的浸润情况。

■ 全身评价

本手术为经膈肌的左开胸术,但打开右侧胸腔的病例也不少。因此,术前要评估肺功能,并进行术前呼吸训练。其他检查内容同全胃切除术。

手术步骤(游离食管裂孔后的手术步骤)

1 松解肝左叶外侧区域	**10** 制作上提空肠
2 切开膈肌和处理膈静脉	**11** 食管 – 空肠吻合
3 掏空食管裂孔	**12** 冲洗胸腔
4 游离心包	**13** 留置胸腔引流管
5 确认左下肺静脉	**14** 缝合膈肌缺损
6 游离肺韧带	**15** 制作肠造口
7 游离食管系膜左侧	**16** 将上提空肠固定于结肠系膜
8 游离食管系膜右侧	**17** 放置腹腔引流管
9 离断食管	**18** 关腹

手术技术

1 松解肝左叶外侧区域

切断三角韧带,向中枢侧游离,直至肝左静脉根部,仔细确认膈静脉的走向(图Ⅱ–1–91)。此时,要注意肝左静脉。

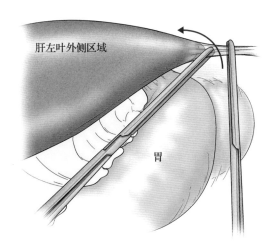

肝左叶外侧区域

胃

图Ⅱ–1–91　松解肝左叶外侧区域

完成腹腔内的操作后,行食管裂孔–纵隔淋巴结的清扫。为确保良好的术野,先松解肝左叶外侧区域。术者和助手利用长 Pean 钳等提起三角韧带,并用电刀等切断三角韧带。向中枢侧游离,直至肝左静脉根部,确认膈静脉的走行

2 切开膈肌和处理膈静脉

食管裂孔的肌束、膈食管膜与食管的肌束是相通的。对于进展期胃癌，为达到根治性局部切除的目的，将食管裂孔环周切除。

用电刀纵向切开膈肌脚右侧，切开食管裂孔，离断膈静脉，缝扎断端（图Ⅱ-1-92）。

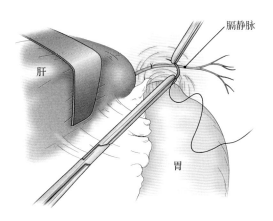

图Ⅱ-1-92 切开膈肌和处理膈静脉

沿腹部食管纵向切开左侧膈肌脚。为了切除 1 cm 的食管裂孔，在食管和胃稍远的地方用电刀切开。纵向切开膈肌脚时会切断膈静脉，故应将膈静脉缝扎

3 掏空食管裂孔

切开膈肌后，可见其与心包之间的脂肪组织，小心地向左侧延长膈肌切口（图Ⅱ-1-93），进入左侧胸腔。

打开胸腔后，操作更加安全，继续向胸主动脉侧延长切口，掏空食管裂孔（图Ⅱ-1-94）。这样，左侧胸腔的视野清晰可见，然后开始游离心包。

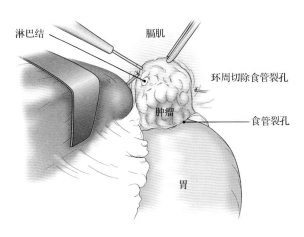

图Ⅱ-1-93 掏空食管裂孔

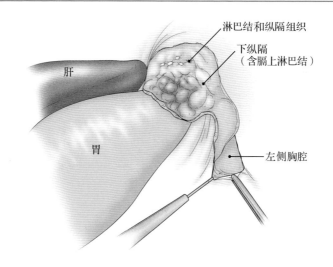

图 Ⅱ-1-94 掏空食管裂孔和打开左侧胸腔

掏空食管裂孔后,继续向左侧延长切口,则进入左侧胸腔。进入胸腔有利于手术的安全性,故不必犹豫

4 游离心包

助手提起膈肌,术者提起膈肌或心包下部的脂肪组织(食管系膜组织),术者将食管系膜与心包进行分离(图 Ⅱ-1-95)。此处操作的技巧是沿心包表面游离。

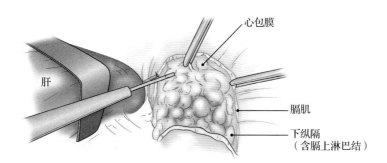

图 Ⅱ-1-95 游离心包①

从膈肌腹侧游离心包与食管系膜。先用电刀游离,游离到一定程度后,可将电刀换成长 Cooper 剪进行游离。游离部分的脂肪组织较薄,应谨慎操作

5 确认左下肺静脉

游离到一定程度后,将左手的镊子换成拉钩,将右手的电刀换成长 Cooper 剪,术者交替使用左手的拉钩和右手的长 Cooper 剪,游离心包(图 Ⅱ-1-96)。这样,即可在心包左侧见到左下肺静脉,到此就完成了心包头侧的游离(图 Ⅱ-1-97)。

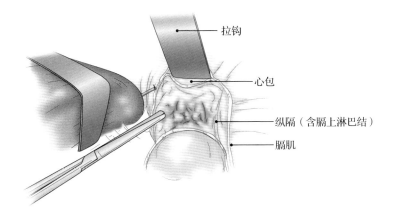

拉钩

心包

纵隔（含膈上淋巴结）

膈肌

图 II-1-96　游离心包②

将心包和食管系膜稍做分离后，术者左手持拉钩、右手持长 Cooper 剪，交替使用左右手，钝性游离心包

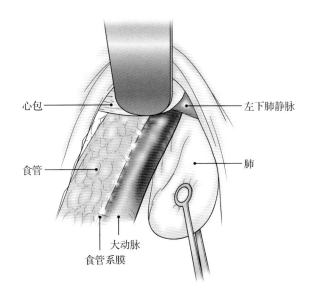

心包

食管

左下肺静脉

肺

大动脉

食管系膜

图 II-1-97　确认左下肺静脉

向头侧游离心包，则可见到心包左侧的左下肺静脉，游离至此水平即可结束操作。通常左侧开胸开腹手术的游离高度也是到左下肺静脉，经膈肌入路的游离高度与左侧开胸开腹手术相同

6 游离肺韧带

经左侧胸腔游离肺韧带、食管系膜与肺的粘连。用肺叶钳抓持、推压肺组织，同样游离至左下肺静脉（图 II-1-98）。

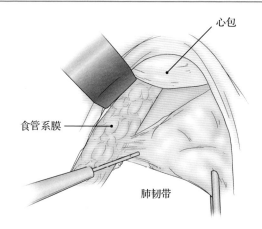

心包的游离结束后,开始游离食管系膜。先从左侧胸腔开始游离,再切断肺韧带,即可确保术野显露至左肺门水平

1 游离食管系膜左侧

用拉钩稍稍推压心包,以便于心包的游离。游离完心包后,心脏活动度增加,此时有足够的空间游离食管。用镊子稍稍上提胸主动脉表面的胸膜,并用电刀切开胸膜,可见到稀疏的结缔组织,于食管与胸主动脉之间以 LigaSure™ Xtd 行凝固及分离。该游离范围的上界也是左下肺静脉水平(图Ⅱ-1-99)。

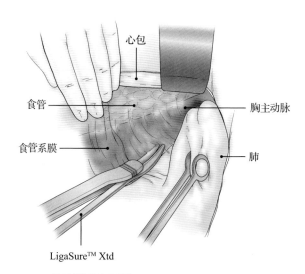

图 Ⅱ-1-99　游离食管系膜左侧

用拉钩小心地将心脏向腹侧牵拉。因术野开阔,术者用左手将胃向己侧牵拉,绷紧食管系膜,即可清楚地观察食管系膜左侧。然后用电刀自腹侧切开系膜,用 LigaSure™ Xtd 沿胸主动脉游离,即可安全地处理系膜。向头侧游离,并沿胸主动脉向右侧游离。胸主动脉可发出食管支,使用 LigaSure™Xtd 可减少出血等风险

8 游离食管系膜右侧

由于心包右侧的游离尚不充分,应慎重游离,此处有细小的血管,故使用 LigaSure™ 等进行凝固和分离(图Ⅱ-1-100)。往深部游离至下腔静脉,不再继续游离。沿右侧胸膜游离时,往往会打开右侧胸腔。沿右侧胸膜及胸主动脉游离,即可完成食管系膜的游离(图Ⅱ-1-101)。

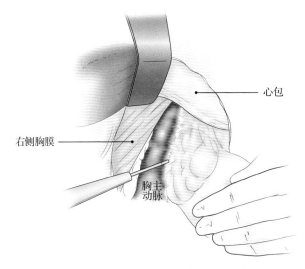

心包

右侧胸膜

胸主动脉

图Ⅱ-1-100 **游离食管系膜右侧**

用长拉钩拉开心包与肝脏,将胃向左侧按压以清晰地显露食管系膜右侧。一开始可用 Cooper 剪进行钝性分离,并确认右侧胸膜。为避免损伤右侧胸膜,完成胸膜的游离后,用电刀或 LigaSure™ 将食管系膜向头侧继续游离。右侧胸膜较薄,极易破损,如不慎打开右侧胸腔,可通过抽吸排气进行处理,故即使打开双侧胸腔也不必担心

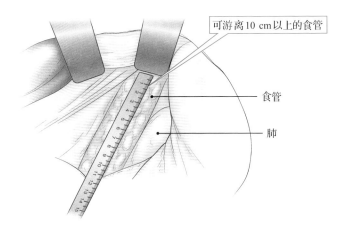

可游离10 cm以上的食管

食管

肺

图Ⅱ-1-101 **完成食管系膜的游离**

游离完心包后,再游离食管的左侧、右侧及食管系膜,即可游离 10 cm 以上的食管

9 **离断食管**

通过触诊食管,确认止血夹的位置,于拟离断水平将食管离断。多数医院采用食管系膜内游离的方法以露出食管壁,但为保持血供与组织强度,我们采用在食管全层放置荷包钳的方法(图Ⅱ-1-102)。

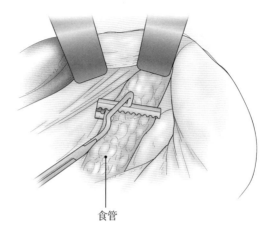

食管

图Ⅱ-1-102 **离断食管**

不游离食管周围组织,直接使用荷包钳。从组织强度与血供方面考虑,可采用此方法。癌研有明医院的做法是将荷包钳略向左倾斜

10 **制作上提空肠**

在距 Treitz 韧带 5~10 cm 处离断空肠(图Ⅱ-1-103),并处理 1~2 根空肠动脉,即可制作长度充足的上提空肠。

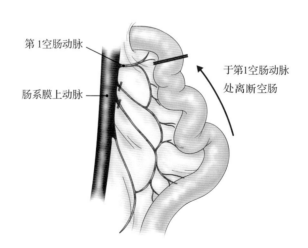

第 1 空肠动脉

肠系膜上动脉

于第1空肠动脉
处离断空肠

图Ⅱ-1-103 **制作上提空肠**

上提空肠的制作最费脑筋。上提空肠要尽量长和吻合口无张力是避免吻合口瘘的最有效方法。笔者的做法是于第 1 空肠动脉处离断空肠,然后根据血管走行,适当处理 1~2 根空肠动脉

11 食管 – 空肠吻合

　　采用器械行端侧吻合（图Ⅱ–1–104）。切除吻合口近侧空肠，尽量缩短空肠的盲端，将空肠断端包埋。切除吻合口近侧空肠时，笔者使用闭合器垂直肠系膜离断肠管。这样，缝合 2 针即可轻松包埋断端，如闭合器与肠系膜方向平行，则会增加肠系膜断端的闭锁难度。不加强缝合食管 – 空肠吻合口，但于吻合口左、右两侧分别缝合 1 针，以减少吻合口张力（图Ⅱ–1–105）。

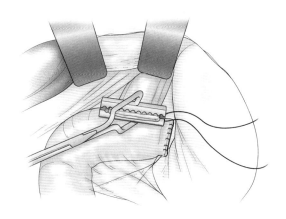

图Ⅱ–1–104　　**食管 – 空肠吻合①**
确认空肠能否充分到达食管，确认小肠系膜无张力

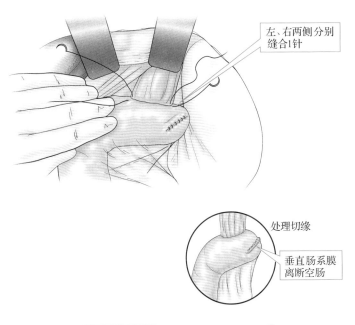

左、右两侧分别缝合1针

处理切缘

垂直肠系膜离断空肠

图Ⅱ–1–105　　**食管 – 空肠吻合②**

Y 袢的吻合方法是于食管 – 空肠吻合口远侧 50 cm 处行端侧 Gambee 吻合。

12 冲洗胸腔

吻合结束后,充分冲洗胸腔。

13 留置胸腔引流管

在左侧胸腔插入 10Fr 的 L 形扁平引流管。引流管的插入方向应与椎体平行。若右侧胸腔也被打开,则在右侧胸腔插入胸腔闭式引流管。

14 缝合膈肌缺损

膈肌缺损处被肝左叶及结肠系膜覆盖数日后即可封闭。如缝合过紧,可有缺血的风险,缝合时应使膈肌适当松弛(图Ⅱ–1–106)。

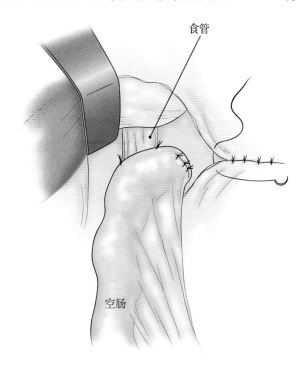

食管

空肠

图Ⅱ–1–106　缝合膈肌缺损

缝合膈肌缺损前,插入胸腔引流管。插入胸腔引流管时,方向应与椎体平行。被掏空的食管裂孔回缩成大的膈肌缺损,应从缺损的左侧端进行缝合。缝合膈肌缺损时不宜太紧,使膈肌保持适当松弛。术后 4~5 日,膈肌缺损即可被肝左叶及结肠系膜封闭

15 制作肠造口

于上提空肠的结肠系膜水平以下行小肠造瘘。采用 Witzel 法,将造瘘管经黏膜下潜行 2~3 cm 后置入肠腔(图Ⅱ–1–107)。关闭横结肠系膜与上提空肠之间的间隙(Petersen 裂孔)。

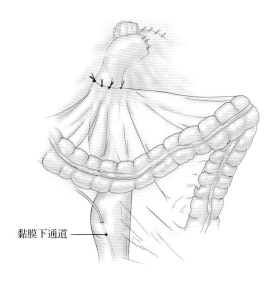

黏膜下通道 ——

图Ⅱ-1-107 制作肠造口

为制作长段的上提空肠,于 Treitz 韧带附近离断小肠,经上提空肠放置造瘘管。采用 Witzel 法,将造瘘管经黏膜下潜行 2~3 cm 后插入肠腔。在关腹时进行固定,但为防止造瘘管扭曲,在将造瘘管插入处固定后,于其口侧、肛侧分别缝合 1~2 针

16 将上提空肠固定于结肠系膜

为防止上提空肠疝入胸腔,将上提空肠固定于结肠系膜上(图Ⅱ-1-108)。

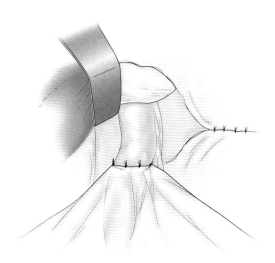

图Ⅱ-1-108 空肠 – 系膜的固定

上提空肠松弛是其疝入胸腔的原因之一。将食管 – 空肠吻合口以下的上提空肠拉回腹腔,以避免上提空肠松弛。将上提空肠固定在结肠系膜上。完成固定后,鼓肺并加压膨肺,同时开始胸腔引流管的负压吸引

17 放置腹腔引流管

　　经左侧胸腔置入 1 根顶端一分为二的 10Fr 软引流管,带 X 线标记的一边插入上提空肠的背侧,另一边插入上提空肠的腹侧。若联合切除胰腺,则于胰腺断端再放置 1 根引流管。

18 关腹

　　关腹前,加压鼓肺并膨肺,持续吸引胸腔引流管。关腹后,胸腔引流管的持续吸引可能导致小肠及大肠疝入胸腔。务必在关腹前进行胸腔引流管的持续吸引。

术后处理

● 于手术室行胸部和腹部的 X 线检查,确认有无气胸及肠管疝入胸腔。

● 术后第 1 日复查 X 线片。术后第 2 日拔除右侧胸腔引流管。

● 术后第 4 日行透视检查,如果确定无吻合口瘘,则拔除左侧胸腔引流管。

● 其他方面的术后处理同全胃切除术。

参考文献

[1] Tanigawa N, et al: En bloc resection for cancer of the gastric cardia without thoracotomy. J Surg Oncol 1993; 54: 23-8.

[2] Sasako M, et al: Japan Clinical Oncology Group (JCOG 9502). Left thoracoabdominal approach versus abdomino-transhiatal approach for gastric cancer of the cardia or subcardia: a randomized control trial. Lancet Oncol 2006; 7: 644-51.

[3] Nunobe S, et al: Benefit of mediastinal and para-aortic lymph-node dissection for advanced gastric cancer with esophageal invasion. J Surg Oncol 2008; 97: 392-5.

1.8 食管浸润性胃癌的左胸腹联合切口入路

癌研有明医院消化中心外科　**峯真司**

适应证

- 食管浸润 3 cm 以上的食管胃接合部癌。
- 无须清扫上、中纵隔的病例。

　　对于食管浸润 3 cm 以上的食管胃接合部癌,是否要清扫上、中纵隔尚有待研究。

术前准备

■ 肺功能检查

　　如果肺功能差,则考虑经食管裂孔入路手术。

■ 营养管理

　　对于伴食管狭窄症状且营养摄取不充分的患者,术前应放置鼻胃管进行管饲。另外,术前可给予免疫增强营养剂。

■ 利用胃镜行病灶口侧标记 (必要时)

■ 体位 (图 Ⅱ-1-109)

　　胸部呈右侧卧位,腹部呈仰卧扭身位。在腋窝处置枕头,使用防护垫固定体位。

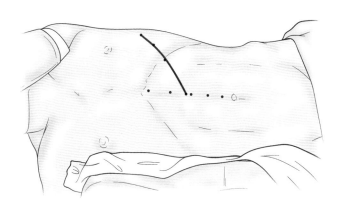

图 Ⅱ-1-109　体位及切口

■ 麻醉：单肺通气

虽然可行双肺通气，但左肺萎陷时，手术视野更好。

手术步骤

1 切开皮肤		**7** 切断口侧食管
2 开胸及开腹		**8** No.16a2 淋巴结的清扫
3 腹部操作		**9** 游离上提空肠
4 显露主动脉面		**10** 食管 – 空肠吻合
5 显露心包面		**11** 空肠 – 空肠吻合及肠造瘘
6 游离食管		**12** 关胸及关腹

手术技术

1 切开皮肤（图Ⅱ-1-110）

通常于第 6 肋间开胸。于第 7 肋间开胸时，虽然腹部的操作较容易，但纵隔操作的视野稍差。

切口的头侧至腋后线，切口的尾侧至腹部正中线。若视野不佳，可适当延长切口。

2 开胸及开腹

沿皮肤切口切开前锯肌。由于前锯肌是沿肌间切开的，因此实际的切开部分非常小。切开前锯肌后，即可见到第 7 肋骨，在第 7 肋骨前面进行大范围游离。向右侧切开前锯肌，直达腹直肌左缘（图Ⅱ-1-110）。

先沿第 7 肋骨上缘切开肋间肌，打开胸腔。切开腹直肌前鞘，用电刀或能量平台仔细地切断腹直肌。然后，使用电刀及肋骨剪切除第 6 肋骨和第 7 肋骨间的肋软骨（即部分肋弓）（图Ⅱ-1-111）。在肋软骨下方有肋间动脉，应注意避免损伤肋间动脉。

结扎、切断肋间动脉后，在其背侧可见 2 根肋间神经。为防止术后疼痛，在完成阻滞（用苯酚、乙醇等）后，切断肋间神经（图Ⅱ-1-112）。

接着，切开腹直肌后鞘，打开腹腔。

最后，切开膈肌。膈肌的切开线并非朝着贲门方向，而是朝着皮肤切开线偏尾侧的方向。在切开膈肌的同时，向背侧切开肋间肌（图Ⅱ-1-113），并逐步张大开胸器。于第 7 肋骨上缘充分切断肋间肌至背侧，避免出现肋骨骨折。

当充分张大开胸器时，终止膈肌的切开操作。不必完全切开膈肌。将膈肌断端与皮肤间断缝合 2~3 针，然后进行固定（图Ⅱ-1-114）。

第7肋骨　　　前锯肌

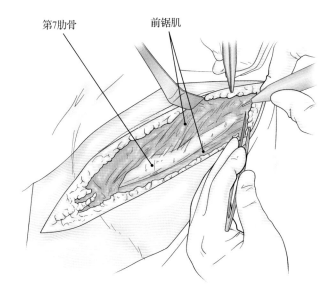

图Ⅱ-1-110　前锯肌的切开及开胸

肋软骨的切除部位　第7肋骨

腹直肌

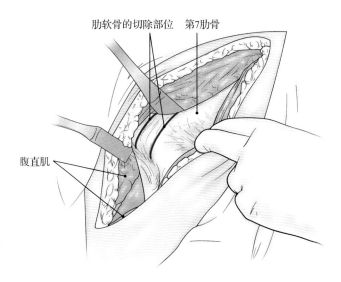

图Ⅱ-1-111　切除肋软骨（即部分肋弓）

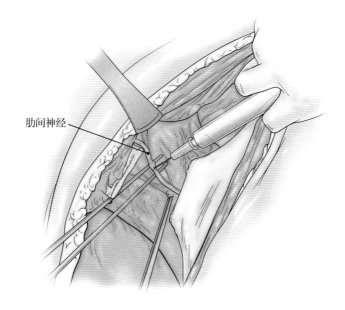

肋间神经

图Ⅱ-1-112　切断肋间神经

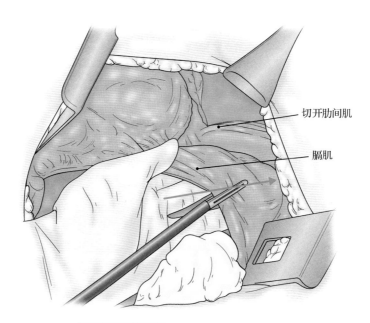

切开肋间肌

膈肌

图Ⅱ-1-113　切开膈肌及肋间肌

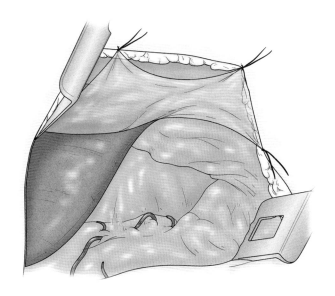

图 II-1-114　　膈肌的固定

3 腹部操作

本手术的腹部操作与全胃切除术的腹部操作相同。如怀疑膈肌浸润，则可将食管周围的膈肌一并行全周切除。

4 显露主动脉面

腹部操作结束后，开始胸腔操作。

术者换位至患者左侧。去除膈肌的固定线，将棉带穿过食管裂孔，将膈肌向尾侧牵引（图 II-1-115）。

在下肺静脉的显露处，切断左肺韧带。将下肺静脉的下缘作为清扫的上界。从尾侧观 3 点钟方向切开胸膜，露出主动脉外膜以清扫 No.112 淋巴结（图 II-1-116）。助手用肺叶拉钩推压心包，展开术野。

用 Cooper 剪等将主动脉拨向术者，清扫主动脉右侧（图 II-1-117）。应注意的是，在奇静脉内侧清扫时，如过于接近椎体侧，则可损伤胸导管。虽然通过胸膜也可见到奇静脉，但更为安全的方法是在右开胸见到奇静脉时进行清扫。如果损伤了胸导管，应在其尾侧进行结扎。

5 显露心包面

提起食管腹侧的组织，于其与心包之间进行锐性剥离，清扫含 No.111 淋巴结在内的食管旁淋巴结。可使用肺叶拉钩推压心包，或用两把 Lister 钳将心包夹持上提。清扫范围：向上至下肺静脉下缘，向下至膈肌脚，尽量剥离至右侧（图 II-1-118）。

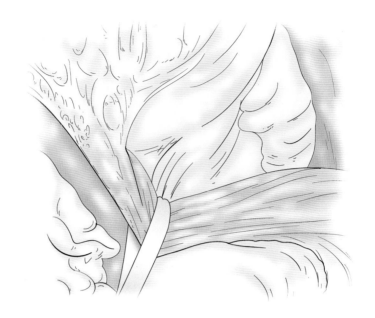

图 Ⅱ-1-115   胸腔操作的准备

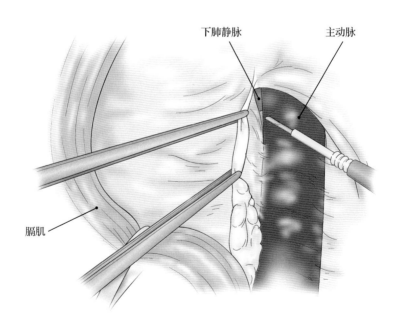

图 Ⅱ-1-116   清扫 No.112 淋巴结

下肺静脉

主动脉

膈肌

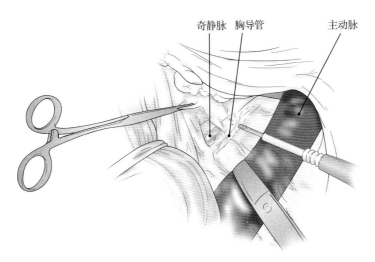

奇静脉　胸导管　　主动脉

图Ⅱ-1-117　主动脉右侧的清扫

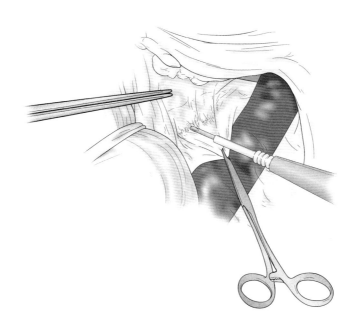

图Ⅱ-1-118　显露心包面

6 游离食管

　　将主动脉面与心包面的游离层面打通,穿入棉带以牵拉食管。

　　牵拉食管时,可见到右侧纵隔胸膜(图Ⅱ-1-119),游离右侧纵隔胸膜,游离食管(图Ⅱ-1-120)。

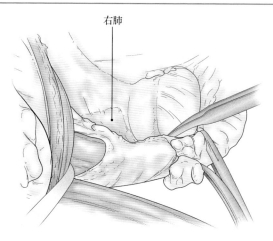

右肺

图Ⅱ-1-119　显露右侧纵隔胸膜

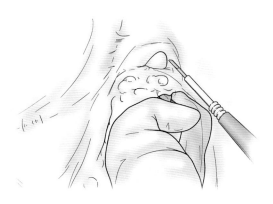

图Ⅱ-1-120　游离食管

7 切断口侧食管

在距离肿瘤至少 3 cm 处, 切断口侧食管。通常情况下, 食管裂孔至下肺静脉下缘的长度为 8~10 cm。在清扫的上界处 (通常为下肺静脉下缘), 切断迷走神经, 露出食管外膜。

清扫食管周围淋巴结至食管离断线处, 在使用荷包钳及穿过荷包针后, 切断食管。口侧食管的切缘要进行全周组织的快速切片检查。为防止食管黏膜回缩, 行食管壁全层缝合 5~6 针。另外, 在操作过程中, 应使用 25 mm 的钉砧。

8 No.16a2 淋巴结的清扫

对于 Siewert Ⅱ型食管胃接合部癌, 在等待快速病理结果时, 就可以清扫 No.16a2 淋巴结。清扫范围的下界为左肾静脉, 右界为肠系膜上动脉及腹腔动脉, 左界为左肾上腺静脉, 上界为膈肌脚。在清扫过程中, 应充分清扫包括 No.19 淋巴结在内的淋巴结。

9 游离上提空肠

通常离断第 2 空肠动静脉及第 3 空肠动静脉。离断 2 根血管后,一般无血供与张力的问题,肠管多可上提吻合。值得注意的是,在切断空肠动静脉前,用动脉夹阻断血流,确认上提空肠的血供情况。

10 食管 – 空肠吻合

于结肠后方上提空肠,食管 – 空肠吻合的方法同常规的全胃切除术。

11 空肠 – 空肠吻合及肠造瘘

空肠 – 空肠吻合的方法同常规的全胃切除术。制作肠造瘘时,选择 9Fr 的引流管。

12 关胸及关腹

关闭系膜间隙。上提空肠可在胸腔内出现扭曲,应拉直上提空肠。将上提空肠缝合在食管裂孔处。将引流管放置于左侧胸腔和胰腺上缘。如联合行脾切除术,则于左膈肌处也放置 1 根引流管。另外,由于大部分情况是呈右开胸状态,所以恢复至仰卧位后,放置右侧胸腔引流管。

用线圈针(loop 针)由远及近地进行连续锁边缝合,当膈肌开始出现张力时,结束缝合(图Ⅱ–1–121)。

然后,在第 7 肋骨开孔,于第 7 肋骨与第 6 肋骨上缘之间缝 2~3 针(图Ⅱ–1–122)。

采用间断缝合法缝合膈肌(图Ⅱ–1–123)。从腹腔侧入针,用手术钳将膈肌夹住。最后两针按照"尾侧肌膜→尾侧膈肌→头侧膈肌→头侧肌膜"的顺序进针。这种进针顺序是为了预防肋软骨切除后的无效腔感染及因肋软骨断端错位引发的疼痛。

结扎肋骨上的缝线,完成关胸。最后,将开腹部位逐层关闭,并将前锯肌并拢。

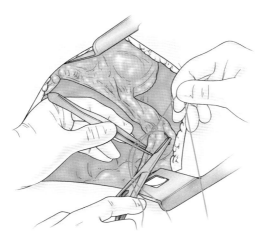

图Ⅱ–1–121 连续缝合膈肌

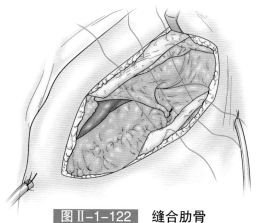

图Ⅱ-1-122　缝合肋骨

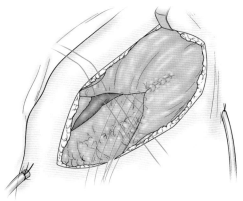

图Ⅱ-1-123　间断缝合膈肌

术后处理

- 术后第 1 日开始肠内营养。
- 术后第 2 日拔除鼻胃管。
- 术后第 3 日起开始含冰,术后第 5 日起开始饮水,术后第 7 日起开始进食。
- 如果怀疑有吻合口瘘,则行术后透视。
- 经腹腔置入纵隔的引流管,拔管时,应缝合引流口,以防止发生气胸。

参考文献

[1] Akiyama H, et al: Chapter 59, Total Gastrectomy and Roux-en-Y Reconstruction, in Pearson FG, Cooper JD, Deslauriers J, Ginsberg RJ, Hiebert CA, Patterson GA, Urschel, Jr. HC（eds.）, Esophageal Surgery, 2 nd ed., New York: Churchill Livingstone; 2002, 871-9.

[2] Akiyama H, et al: Thoracoabdominal approach for carcinoma of the cardia of the stomach. Am J Surg 1979; 137（3）: 345-9.

Ⅱ. 手术技术
2　淋巴结的清扫

2.1 腹腔镜下 D1+ 淋巴结的清扫

癌研有明医院消化中心外科　**谷村慎哉**

适应证和禁忌证

- 临床分期为 IA 期或 IB 期的病例,即 cT1N0、cT2N0 及部分 cT1N1 病例。
- 年龄、并发症及既往手术史并非腹腔镜下 D1+ 淋巴结清扫的禁忌证,但残胃癌与多次手术史的患者不适合本手术。

术前检查

- 为评估病变,除上消化道内镜、上消化道造影、CT 及超声外,增加超声内镜检查有助于判断肿瘤浸润的深度。
- 心肺功能低下并非绝对禁忌证,可请麻醉科医生进行会诊和检查。

手术步骤（图Ⅱ-2-1）

1. 体位及设备的配置
2. 切开皮肤、置入穿刺器及探查腹腔
3. 肝脏的悬吊及展开
4. 离断左侧大网膜、处理胃网膜左动静脉（清扫 No.4sb 淋巴结）[1]
5. 离断右侧大网膜 清扫 No.4d 淋巴结）[2]
6. 显露胰前筋膜、确认胰十二指肠上前静脉、处理胃网膜右静脉
7. 确认胃十二指肠动脉、确认胰十二指肠上前动脉、处理胃网膜右动脉（清扫 No.6 淋巴结）[3]
8. 处理十二指肠小弯侧血管、离断十二指肠 [4]
9. 处理胃右动静脉（清扫 No.5 淋巴结）[5]
10. 切开小网膜、游离贲门右侧（清扫 No.1 淋巴结）[6]
11. 游离肝总动脉前方（清扫 No.8a 淋巴结）[7]
12. 由贲门右背侧向肝总动脉头侧游离（清扫部分 No.9 淋巴结）[6]
13. 从脾动脉根部向左侧、头侧游离（清扫 No.9 淋巴结）[7]
14. 处理胃左静脉
15. 处理胃左动脉（清扫 No.7 淋巴结）[8]
16. 游离残胃小弯侧（清扫 No.3 淋巴结）[6]
17. 处理脾胃韧带
18. 重建消化道、关闭切口

手术技术

1. 体位及设备的配置

　　使患者取仰卧分腿位,用支架固定患者的双脚,在患者头侧放置两台显

示器。术者站在患者右侧,助手站在患者左侧,扶镜手站在患者两腿之间。在术者和助手身后放置血管闭合系统、超声凝固切开装置、电刀及气腹装置等(图Ⅱ-2-2)。

2 切开皮肤、置入穿刺器及探查腹腔

在近脐部处置入 12 mm 的穿刺器,建立气腹,压力为 10~12 mmHg。探查腹腔,于左、右季肋部置入 4 个 5~12 mm 的穿刺器。另外,为充分显露贲门部位,于心窝部插入 2 mm 的一次性拉钩,行全胃切除术时,在该处增加1 个 5 mm 的穿刺器,以确保清扫贲门部与食管 - 空肠吻合时的良好术野(图Ⅱ-2-3)。

3 肝脏的悬吊及展开

从上述心窝部的 5 mm 穿刺孔插入手术钳或拉钩,抓持膈肌脚,拉开肝脏左叶。另外,也可用缝线结扎潘氏引流管的两端与中间,悬吊肝脏(图Ⅱ -2-4)。

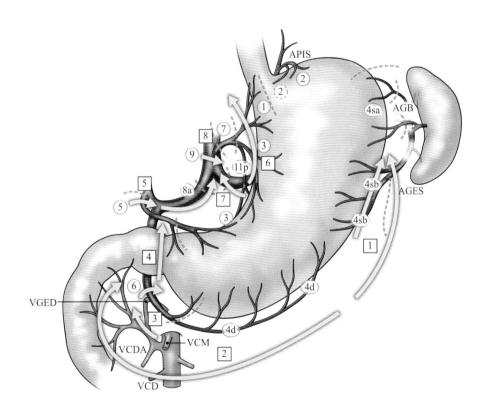

图Ⅱ-2-1　远端胃切除术的手术步骤

1 ~ 8 对应手术步骤中的 1 ~ 8

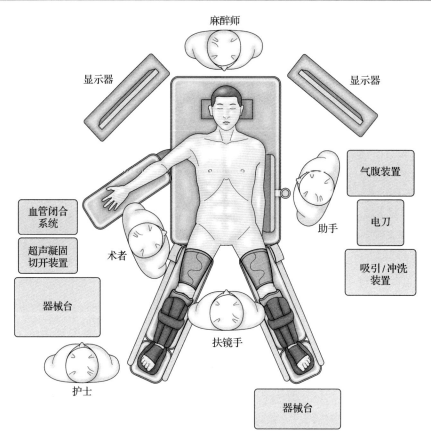

图Ⅱ-2-2 腹腔镜下胃切除术的手术室布置

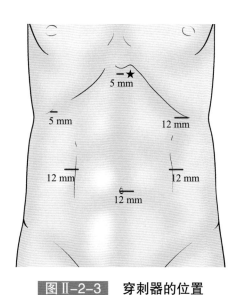

图Ⅱ-2-3 穿刺器的位置

★—为确保贲门部的术野,适当增加穿刺器

4 离断左侧大网膜、处理胃网膜左动静脉（清扫 No.4sb 淋巴结）

于胃网膜动静脉和横结肠之间的中线附近，从中央开始向左侧切开大网膜。向脾下极方向游离，粘连的大网膜往往容易贴近横结肠，故应将膜性结构逐一打开，以显露粘连。在脾下极附近，保留胃网膜分支，离断胃网膜左动静脉（图Ⅱ-2-5）。

5 离断右侧大网膜（清扫 No.4d 淋巴结）

术者转至患者左侧，从中央部向右侧离断大网膜，在网膜囊右侧端的粘连处，进行游离操作，并小心地逐层切开膜性结构。

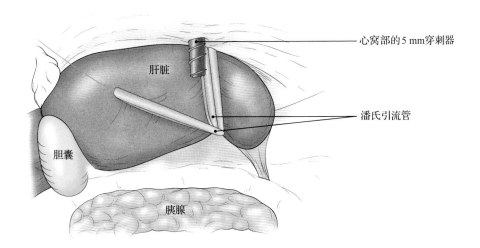

心窝部的5 mm穿刺器

潘氏引流管

肝脏

胆囊

胰腺

图Ⅱ-2-4 肝脏的悬吊

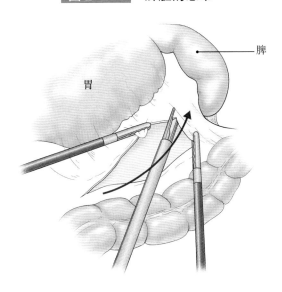

脾

胃

图Ⅱ-2-5 胃网膜左动静脉的处理

6 显露胰前筋膜、确认胰十二指肠上前静脉、处理胃网膜右静脉

沿步骤5的操作,从胰腺下缘推进至十二指肠降部水平,则自然显露出胰前筋膜的前方层面。确认胰头前面的右结肠静脉与胰十二指肠上前静脉的起始部后,处理胃网膜右静脉(图Ⅱ-2-6)。

7 确认胃十二指肠动脉、确认胰十二指肠上前动脉、处理胃网膜右动脉(清扫No.6 淋巴结)

在胰头腹侧、十二指肠背侧确认胃十二指肠动脉,确认沿胃上行的胃网膜右动脉和沿胰头下行的胰十二指肠上前动脉,于根部处理胃网膜右动脉,清扫No.6 淋巴结(图Ⅱ-2-7)。

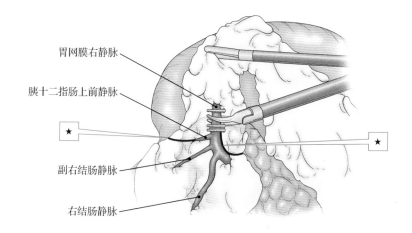

胃网膜右静脉

胰十二指肠上前静脉

副右结肠静脉

右结肠静脉

图Ⅱ-2-6 **胃网膜右静脉的处理**
★—清扫此线以上的脂肪

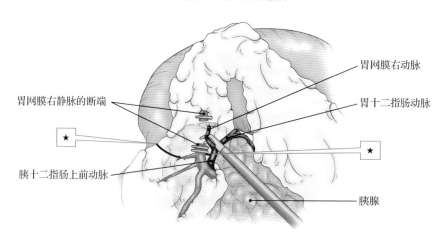

胃网膜右动脉

胃十二指肠动脉

胃网膜右静脉的断端

胰十二指肠上前动脉

胰腺

图Ⅱ-2-7 **胃网膜右动脉的处理**
★—清扫此线以上的脂肪

8 处理十二指肠小弯侧血管、离断十二指肠

术者再次回到患者右侧,在处理十二指肠小弯侧的血管后,制作穿刺孔。从穿刺孔置入线性自动缝合器,于幽门管下方离断十二指肠(图Ⅱ-2-8)。

该操作有时放到清扫淋巴结之后、重建消化道之前。

9 处理胃右动静脉(清扫 No.5 淋巴结)

自胃十二指肠动脉起始部开始,行肝总动脉前方的游离,并进入 No.8a 淋巴结的清扫层面。继续向肝门方向游离,辨认肝固有动脉前方的层面,显露胃右动脉根部,处理胃右动脉(图Ⅱ-2-9)。胃右动脉附近有胃右静脉伴行,稍微牵拉即易出血,务必注意。

胃右动静脉的处理也可放到清扫淋巴结之后、重建消化道之前。

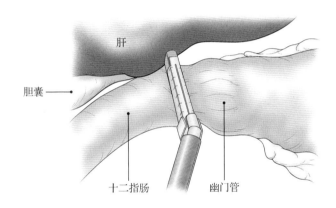

图Ⅱ-2-8　**十二指肠的离断**

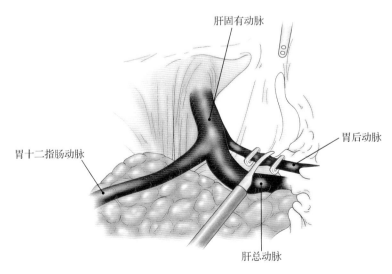

图Ⅱ-2-9　**胃右动脉的处理**

10 切开小网膜、游离贲门右侧（清扫 No.1 淋巴结）

在保留迷走神经前干发出的肝支的情况下，自肝十二指肠韧带附近向贲门右侧方向切开小网膜，直至显露贲门右侧的胃壁（图Ⅱ-2-10，Ⅱ-2-11）。进一步于贲门背侧游离部分膈肌脚的前面，以便于随后的 No.1 至 No.9 淋巴结的连续清扫。

11 游离肝总动脉前方（清扫 No.8a 淋巴结）

按上述方法（步骤 9）处理胃右动静脉后，将部分分离的肝总动脉前面的层面向左侧和头侧延伸。先在处理完毕的胃右动脉根部的背侧及肝固有动脉左侧确定 No.8a 淋巴结的边界，用血管闭合系统进行离断。然后，向胃左动脉方向继续游离，并朝已被部分游离及确定了头侧边界的 No.9 淋巴结方向游离。肝总动脉背侧的 No.8a 淋巴结同样用血管闭合系统离断（图Ⅱ-2-12）。

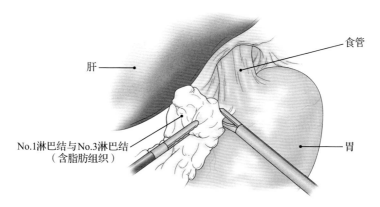

图Ⅱ-2-10 于贲门右侧向尾侧清扫（清扫 No.1 淋巴结与 No.3 淋巴结）①

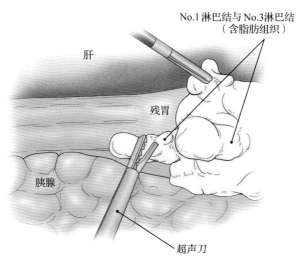

图Ⅱ-2-11 于贲门右侧向尾侧清扫（清扫 No.1 淋巴结与 No.3 淋巴结）②

⑫ 由贲门右背侧向肝总动脉头侧游离（清扫部分 No.9 淋巴结）

将步骤 10 中贲门背侧膈肌脚的游离层面进一步拓展，并与 No.8a 淋巴结清扫层面的头侧部分连接。

⑬ 从脾动脉根部向左侧、头侧游离（清扫 No.9 淋巴结）

游离腹腔动脉和脾动脉根部的左侧，与先前完成的 No.8a 淋巴结和 No.9 淋巴结的清扫层面连接（图 II–2–13）。

⑭ 处理胃左静脉

在步骤 11 的 No.8a 淋巴结清扫过程中，或步骤 13 的 No.9 淋巴结清扫过程中，明确胃左静脉的走行，并对胃左静脉予以处理。

⑮ 处理胃左动脉（清扫 No.7 淋巴结）

至此，已完全游离肝总动脉前上部和腹腔动脉周围的脂肪组织。No.8a 淋巴结与 No.9 淋巴结相连，位于拟切除胃侧。在胃的背侧，仅剩下胃左动脉。于根部处理胃左动脉（图 II–2–14），并清扫 No.7 淋巴结。

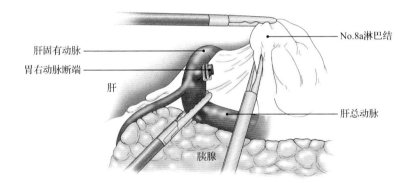

图 II–2–12　清扫 No.8a 淋巴结

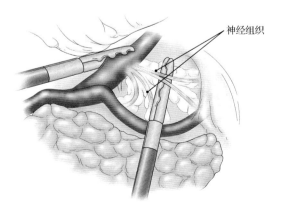

图 II–2–13　从脾动脉根部向左侧、头侧游离（清扫 No.9 淋巴结）

16 游离残胃小弯侧（清扫 No.3 淋巴结）

对于远端胃切除术或保留幽门胃切除术，将步骤 10 的操作向尾侧延伸，显露残胃的小弯侧胃壁，清扫 No.3 淋巴结（图Ⅱ-2-10，Ⅱ-2-11）。

17 处理脾胃韧带

行全胃切除时，将步骤 4 的 No.4sb 淋巴结清扫范围向头侧延伸，用血管闭合系统等离断包含胃短动静脉的脾胃韧带，再游离贲门左侧（清扫 No.2 淋巴结）（图Ⅱ-2-15）。

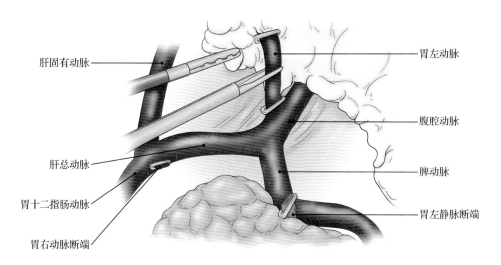

肝固有动脉

胃左动脉

腹腔动脉

肝总动脉

脾动脉

胃十二指肠动脉

胃左静脉断端

胃右动脉断端

图Ⅱ-2-14　**胃左动脉的处理**

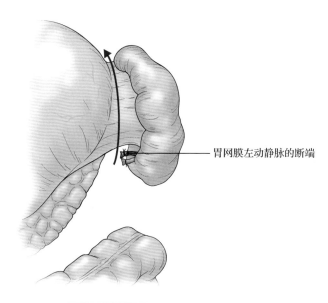

胃网膜左动静脉的断端

图Ⅱ-2-15　**脾胃韧带的处理**

18 重建消化道、关闭切口

重建消化道后,进行止血,冲洗腹腔,在留置完合适的引流管后,关闭切口(图Ⅱ-2-16,Ⅱ-2-17)。

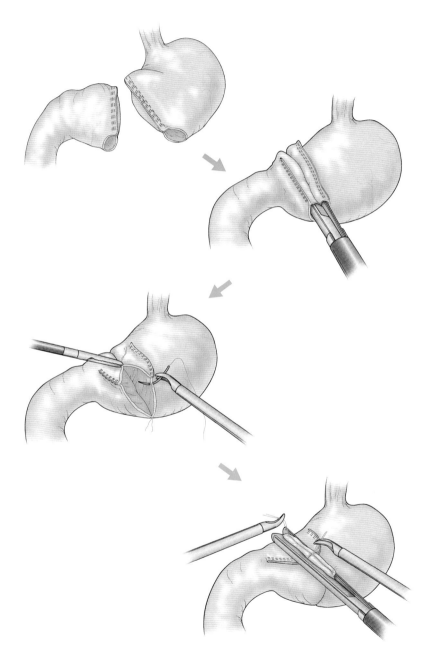

图Ⅱ-2-16 保留幽门胃切除术的胃 – 胃吻合
使用直线闭合器的三角吻合

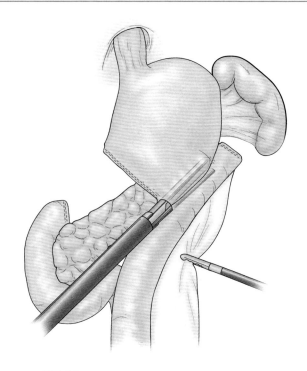

图Ⅱ-2-17　远端胃切除术后的 Roux-en-Y 重建

术后处理

- 一般在术后 7 日内应定期（或根据临床路径）进行生命体征监测、验血及 X 线检查。
- 最近很多医疗机构不留置引流管，但若放置引流管，可检查引流液的性状等，如无异常，可拔除引流管。

参考文献

[1] Tanimura S, et al: Laparoscopic distal gastrectomy with regional lymph node dissection for gastric cancer.

[2] 福永正氣，ほか：胃癌に対する腹腔鏡下幽門側胃切除の手順．手術 2007; 61: 411-8.

[3] 宇山一朗，ほか：腹腔鏡下胃全摘術．手術 2007; 61: 419-24.

[4] 谷村愼哉，ほか：腹腔鏡下胃切除術のピットフォールとコツ．手術 2007; 61: 425-9.

[5] Tanimura S, et al: Laparoscopic gastrectomy for gastric cancer: experience with more than 600 cases. Surg Endosc 2008; 22: 1161-4.

2.2 腹腔镜下远端胃切除术的D2淋巴结清扫

癌研有明医院消化中心外科　**比企直树**

对于进展期胃癌的标准术式——远端胃切除术+D2淋巴结的清扫,不少医疗机构仍感觉操作起来难度很大。目前,绝大多数医疗机构将Ⅰ期胃癌作为腹腔镜下胃切除术的适应证,其中,要对T2N0病例进行D2淋巴结的清扫。

腹腔镜下远端胃切除术D2淋巴结清扫的手术技巧与其他腹腔镜下远端胃切除术淋巴结清扫的手术技巧区别不大,主要不同之处在于胰腺上缘的No.11p淋巴结和No.12a淋巴结的清扫,本节将对此进行重点介绍。

术前检查

- 使用内镜、CT、超声内镜进行术前诊断,如怀疑肿瘤浸润深度超过T2期,则应计划行D2淋巴结的清扫。
- 术前通过CT确认胃左静脉的汇入点,以作为术中清扫D2淋巴结的解剖指引。

手术步骤

胰腺上缘的清扫（No.11p淋巴结和No.9淋巴结的清扫）

1. 切开胰腺上缘的被膜
2. 确保在无血管区内清扫No.11p淋巴结和No.9淋巴结
3. 到达脾静脉背侧的被膜
4. 分离被膜、暴露脾静脉
5. 拉出No.11p淋巴结的内侧部分和背侧部分
6. 清扫No.11p淋巴结时助手的配合
7. 清扫No.9淋巴结
8. 处理胃左动脉

胰腺上缘的清扫（No.12a淋巴结的清扫）

1. 处理胃右动脉
2. 悬吊肝脏
3. 处理十二指肠上动脉
4. 显露肝固有动脉
5. 清扫No.5淋巴结
6. 清扫No.8a淋巴结
7. 肝总动脉的隧道式游离和胃左静脉的处理
8. 悬吊肝总动脉
9. 清扫No.12a淋巴结
10. 完成No.12a淋巴结的清扫

手术技术

胰腺上缘的清扫（No.11p 淋巴结和 No.9 淋巴结的清扫）

1 切开胰腺上缘的被膜

采用超声凝固切开装置，在胰腺上缘朝胰尾方向切开被膜。由于此操作的终点为胃后动脉，故在切至胰尾附近时，助手用左手的手术钳夹住胃后壁，并将胃向左上方牵拉，以展开胃后动脉。

切至胃后动脉处时，助手恢复此前的术野展开方式。

2 确保在无血管区内清扫 No.11p 淋巴结和 No.9 淋巴结

于脾动脉根部（在胃左动脉直立向上的水平和血管变粗的区域）切开组织并扩大切口（图Ⅱ-2-18），可到达肾前筋膜上方的层面，小心切开该层面，扩展无血管区（图Ⅱ-2-19）。此时，应意识到 D2 淋巴结的清扫层面已转向胰腺背侧，且较 D1+ 淋巴结的清扫层面略深。

接下来，到达胃后动脉和膈肌脚之间的无血管区（笔者称其为"摩西间隙"），该空间与上一段所述的无血管区之间存在分隔膜（图Ⅱ-2-20）。也就是说，拓宽 No.9 淋巴结与胃左动脉根部之间的层面，则可将延伸至胰腺背侧的淋巴结游离，以确保内侧有大的游离空间。在确保内、外侧的游离空间后，由外侧开始将 No.11p 淋巴结和 No.9 淋巴结一并清扫。

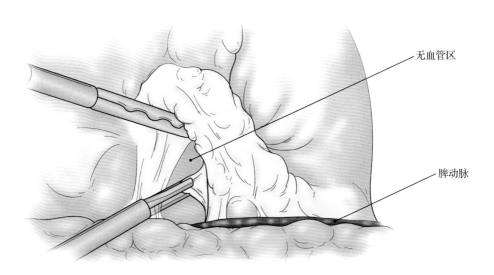

无血管区

脾动脉

图Ⅱ-2-18 确保 No.9 淋巴结和 No.11p 淋巴结的背侧空间

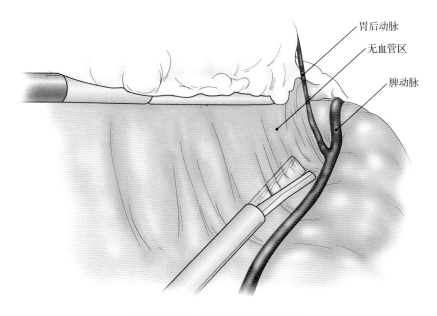

胃后动脉

无血管区

脾动脉

图Ⅱ-2-19 扩展无血管区

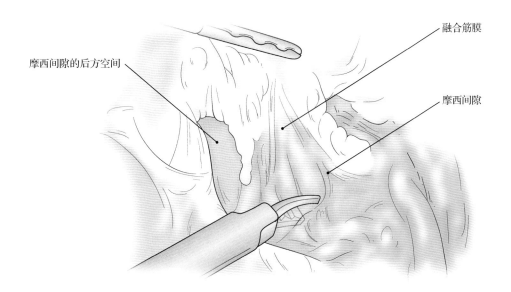

融合筋膜

摩西间隙的后方空间

摩西间隙

图Ⅱ-2-20 胃左动脉根部的无血管区

3 到达脾静脉背侧的被膜

以胰腺表面为中心,按胰腺、脾动脉、胰腺背侧和脾静脉的顺序进行清扫,则可到达脾静脉背侧的被膜。

4 分离被膜、暴露脾静脉

脾静脉背侧存在被膜,为确认脾静脉,用分离钳小心地分离此被膜,显露脾静脉(图Ⅱ-2-21)。

5 拉出 No.11p 淋巴结的内侧部分和背侧部分

由于 No.11p 淋巴结和 No.16a2 淋巴结相连,因此,尽量将 No.11p 淋巴结的内侧部分与背侧部分拉出来,并予以离断。

6 清扫 No.11p 淋巴结时助手的配合

助手用左手将无损伤钳呈"八"字形张开,将胰腺向背侧、尾侧小心推压。同时,助手用右手的手术钳将胰腺下缘推向背侧,将胰尾进行翻转,以便清扫深部的淋巴结。

与 D1+ 淋巴结的清扫相比,D2 淋巴结的清扫要翻转胰腺,最好使用海绵或纱布轻柔地展开胰腺,以避免损伤胰腺。

7 清扫 No.9 淋巴结

No.9 淋巴结的清扫以显露膈肌脚为目标,术者以左手的手术钳为轴,将清扫后的淋巴结上挑,以显露膈肌脚(图Ⅱ-2-22)。

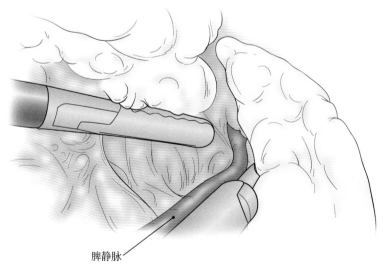

脾静脉

图Ⅱ-2-21　**脾静脉的显露**

8 处理胃左动脉

在确保胃左动脉右侧的空间后（图Ⅱ-2-23），显露胃左动脉，并用血管夹和血管闭合系统离断胃左动脉。

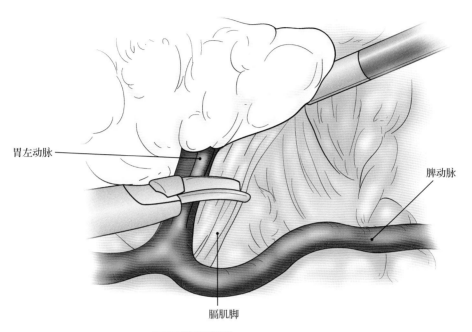

胃左动脉

脾动脉

膈肌脚

图Ⅱ-2-22　膈肌脚的显露

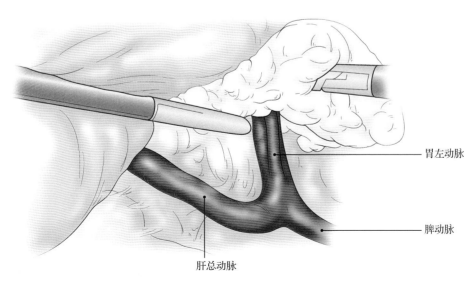

胃左动脉

脾动脉

肝总动脉

图Ⅱ-2-23　胃左动脉右侧空间的显露

胰腺上缘的清扫（No.12a 淋巴结的清扫）

1 处理胃右动脉

使十二指肠在视野中保持垂直状态，以取得从十二指肠后壁进行观察的视野。辨认胃右动脉后，确认胃右动脉与十二指肠之间的十二指肠上动脉，不予以离断，预置纱布。

转换至十二指肠前方视野。

2 悬吊肝脏

此时，用器官拉钩拉住小网膜，并将器官拉钩上的带硅胶带的小钩子挂在膈肌上，悬吊肝脏，以确保术野。

3 处理十二指肠上动脉

将十二指肠向尾侧牵拉，将胃右动脉向左侧牵拉，展开含有十二指肠上动脉的膜状结构，于该膜状结构处可看见预置在下方的纱布。

然后，使用超声刀小心地切断十二指肠上动脉。完成此操作后，术者换位至患者右侧。

4 显露肝固有动脉

将十二指肠向尾侧牵拉，使肝固有动脉呈直线状；将胃右动脉向患者左侧牵拉，使肝固有动脉和胃右动脉呈"卜"字形。

术者沿肝固有动脉向其头侧切开被膜，再将切开方向转向小网膜。助手用左手持胃右动脉，用右手绷紧小网膜，使这两者呈"八"字形。此时，可辨认出肝固有动脉的头侧。

5 清扫 No.5 淋巴结

沿胃右动脉进行淋巴结的清扫。

展开胃右动脉，将胃右动脉上缘的被膜向腹侧提起，上提并切开被膜，剥离胃右动脉。

沿着胃右动脉的根部，可以到达肝固有动脉和肝总动脉的分叉处，在该层面内进行游离，则可自然地显露 No.8a 淋巴结的右侧。

6 清扫 No.8a 淋巴结

显露 No.8a 淋巴结，沿胰腺上缘切开，显露肝总动脉。清扫完 No.8a 淋巴结的下缘，则可显露肝总动脉及胃右动脉的根部。

此时，使用血管夹及血管闭合系统处理胃右动脉。

手术要点	在清扫 No.8a 淋巴结时，应稍偏向背侧进行清扫，以便和 No.12a 淋巴结的清扫层面相连接。

7 肝总动脉的隧道式游离和胃左静脉的处理

最小限度地离断肝动脉尾侧与胰腺间细小的神经和血管,在肝总动脉的背侧制造空间。该空间内有门静脉,确认门静脉的前壁,钝性剥离门静脉的周围组织,可使用吸引器对门静脉进行剥离(图Ⅱ-2-24)。

由于胃左静脉可由门静脉右缘发出,因此,如果见到胃左静脉,在此视野下,要小心处理胃左静脉(图Ⅱ-2-25)。

手术注意事项	在钝性剥离门静脉的周围组织时,可能有细小血管发自门静脉右缘,应避免过度牵拉。

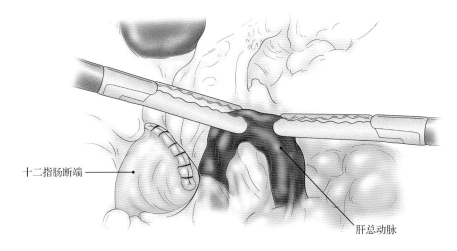

十二指肠断端

肝总动脉

图Ⅱ-2-24　门静脉的剥离

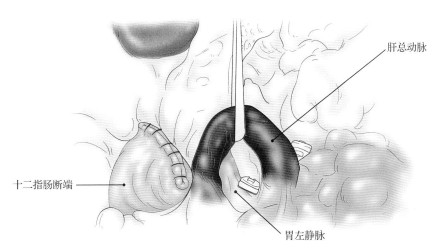

肝总动脉

十二指肠断端

胃左静脉

图Ⅱ-2-25　胃左静脉的处理

8 悬吊肝总动脉

充分剥离门静脉前方后，用分离钳将 1 条 12 cm 长的血管吊带穿过肝总动脉头侧神经的无血管区域。

在该视野下，继续向头侧游离门静脉，并将 No.12a 淋巴结上提至腹侧。

9 清扫 No.12a 淋巴结

改为腹侧视野，术者抓住肝固有动脉的神经，并向右侧进行牵拉；助手抓住 No.12a 淋巴结周围的脂肪组织，并向左侧牵拉。此时，No.12a 淋巴结与肝固有动脉之间的间隙更加明显，使用超声刀进行清扫（图Ⅱ-2-26）。

靠近门静脉背侧时，在 No.12a 淋巴结的结缔组织内可见到神经，将此处作为 No.12a 淋巴结清扫的背侧终点。

10 完成 No.12a 淋巴结的清扫

最后，用血管闭合系统离断 No.12a 淋巴结及 No.8p 淋巴结的背侧（图Ⅱ-2-27），并与 No.9 淋巴结的清扫线贯通。

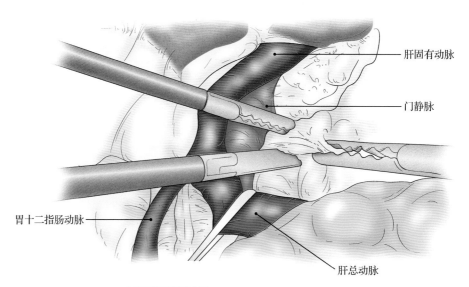

肝固有动脉

门静脉

胃十二指肠动脉

肝总动脉

图Ⅱ-2-26 No.12a 淋巴结的清扫

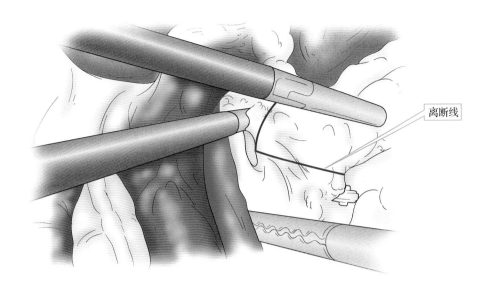

离断线

图Ⅱ-2-27 No.12a 淋巴结背侧的离断

手术技巧	D2 淋巴结的清扫虽然只是在 D1+ 淋巴结清扫的基础上增加了一些手术技巧，但要求操作者能灵活使用手术钳，并能及时、有效地止血，要做到这些绝非易事。在无须选择病例的情况下，操作者应该熟练完成 D1+ 淋巴结清扫以后的进阶手术。

术后处理

与 D1+ 淋巴结的清扫相比，清扫 D2 淋巴结时，要清扫更多胰腺周围的淋巴结，这将增加术后发生胰瘘的风险。术后应行引流液的淀粉酶检查。

2.3 远端胃切除术中的 D2 淋巴结清扫

东京大学大学院医学系研究科消化器官外科　**爱甲丞**

癌研有明医院消化器官中心　**佐野武、山口俊晴**

引言

ML 区域胃癌的标准手术是伴 D2 淋巴结清扫的远端胃切除术。

● 适应证为可治愈性切除的 T2 以上肿瘤及 cN（＋）T1 肿瘤。

● 若为早期胃癌，则选择 D1、D1+ 等缩小手术。

● 若病变距离幽门管有足够距离，也可以选择保留幽门胃切除术。

● 根据肿瘤的浸润范围，也可考虑扩大清扫范围。如果肿瘤浸润十二指肠，可选择 D2（+No.13）淋巴结的清扫，如果有 No.6 淋巴结转移，应选择 D2（+No.14）淋巴结的清扫。

● No.16 淋巴结的预防性清扫没有意义，对于 No.16 淋巴结阳性的病例，即使行 R0 手术，预后效果也不理想。

术前检查

● 行内镜、CT 等检查以确认病变范围及有无淋巴结转移等情况。

● 若患者全身状况不佳，应控制清扫范围，考虑选择微创性手术。

手术步骤

1 开腹

2 切除大网膜

3 清扫脾门部

4 清扫幽门下部

　a. 离断胃网膜右静脉

　b. 离断胃网膜右动脉

5 切开小网膜

6 清扫幽门上方

7 清扫胰腺上缘（腹腔动脉右侧）

8 清扫胰腺上缘（腹腔动脉左侧）

9 清扫胃小弯

手术技术

1 开腹

从上腹正中部切开。探查腹腔，确认有无肝转移及腹膜种植，对于进展期病例，应行腹腔脱落细胞学诊断。

2 切除大网膜(图Ⅱ-2-28)

　　行 Kocher 切口,游离十二指肠与胰头,通过触诊确认有无 No.13 淋巴结和 No.16b1 淋巴结转移。如怀疑转移,应行活检。

　　先将大网膜的右侧缘自十二指肠、胰头前面及横结肠系膜剥离。然后将大网膜与横结肠系膜前叶的融合筋膜游离,并向左侧推进。助手将横结肠系膜向尾侧牵拉、展开,术者用左手将大网膜向上牵拉,则可见到疏松结缔组织的游离层面(图Ⅱ-2-29)。

　　如肿瘤突破胃后壁的浆膜层,则行网膜囊切除术(图Ⅱ-2-28),以切除微小种植病灶。网膜囊切除术对于 D2 淋巴结的清扫并非必需,但游离融合筋膜则有助于显露胃网膜右静脉根部。

手术要点	大网膜内分布着胰横动脉的下降支。在某些病例中,有时难以判断游离层面,但由于结肠本身的血管走行方向不同,因此,在行网膜囊切除术时这些血管可作为标志。

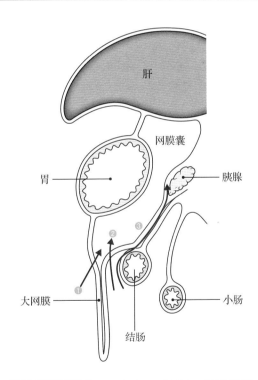

图Ⅱ-2-28　　**切除大网膜及切除网膜囊**
①代表保留大网膜;②代表切除大网膜;③代表切除网膜囊

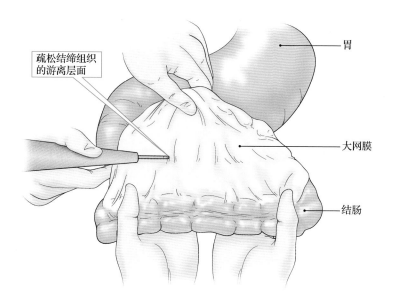

疏松结缔组织
的游离层面

胃

大网膜

结肠

图Ⅱ-2-29　切除大网膜时的术野展开方法

3 清扫脾门部（图Ⅱ-2-30）

切除大网膜或网膜囊至脾门部，确认血管的走行。胃网膜左动脉为脾动脉的终末支，确认胃网膜左动脉向脾下极及胃壁的走行极为重要。第1胃支的末梢就是 No.4sb 淋巴结，胃网膜左动脉根部附近的淋巴结是 No.10淋巴结。由于远端胃癌极少转移至 No.4sb 淋巴结区域，因此通常不必清扫至胃网膜左动脉根部。

4 清扫幽门下部

a. 离断胃网膜右静脉

助手将横结肠系膜向尾侧牵拉和展开。术者将胃幽门部上提，向上方牵拉胃网膜右静脉，以显露胃网膜右静脉根部。应避免过度牵拉，以防止静脉断裂和出血。在大网膜内，胃网膜右静脉与胃网膜右动脉伴行，但走行至胰头前面附近时，两者分离。胃网膜右静脉与右侧汇入的胰十二指肠上前静脉及横结肠系膜内汇入的副右结肠静脉共同汇合成胃结肠静脉干，并汇入肠系膜上静脉（图Ⅱ-2-31）。中结肠静脉往往直接汇入肠系膜上静脉。

清扫时，逐步显露结肠的静脉，并朝汇合部的方向游离，确认胃结肠静脉干后，显露胃网膜右静脉表面。在胰十二指肠上前静脉汇入部的末梢侧，离断胃网膜右静脉，该处远端的淋巴结为 No.14 淋巴结，不属于 D2 淋巴结的清扫范围。如 No.6 淋巴结有明显的转移，则要追加清扫。

手术注意事项	在胃网膜右静脉背面，有来自胰实质的分支及幽门下静脉，应注意避免出血。 若胰实质凸起或包绕静脉，则应于安全之处结扎静脉。

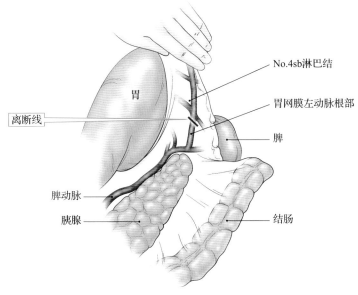

离断线

胃

No.4sb淋巴结

胃网膜左动脉根部

脾

脾动脉

胰腺

结肠

图Ⅱ-2-30 清扫脾门部

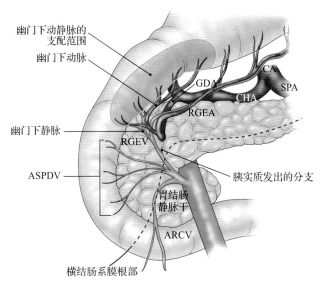

幽门下动静脉的支配范围

幽门下动脉

幽门下静脉

ASPDV

CA

GDA

SPA

CHA

RGEA

RGEV

胰实质发出的分支

胃结肠静脉干

ARCV

横结肠系膜根部

图Ⅱ-2-31 幽门下部的解剖图

ARCV—副右结肠静脉；ASPDV—胰十二指肠上前静脉；CA—腹腔动脉；CHA—肝总动脉；GDA—胃十二指肠动脉；RGEA—胃网膜右动脉；RGEV—胃网膜右静脉；SPA—脾静脉

困难的应对	在清扫胃网膜右静脉根部附近时，有时会突然出现静脉出血，这是过度牵拉横结肠导致的胃结肠静脉干的损伤。肠系膜上静脉附近也常发生大出血。如有可能，应准确夹住出血点，并给予止血。如止血困难，可使用操作钳进行止血。 　如果血管的损伤波及肠系膜上静脉，则可离断胃结肠静脉干，再将损伤部分缝合、止血。清扫时，为避免损伤静脉，应十分小心，在处理胃结肠静脉干前，应减少张力。

b. 离断胃网膜右动脉

　接下来处理胃网膜右动脉（图Ⅱ-2-32）。术者用左手将胃上提，使幽门部翻转；助手将胰腺向尾侧推压，展开视野，显露胃十二指肠动脉；术者向远端分离，找到胃网膜右动脉根部，于根部将胃网膜右动脉离断（图Ⅱ-2-33）。幽门下动脉可发自胃网膜右动脉或胃十二指肠动脉，但从前面观察时往往难以确认，如盲目进行钝性分离，可导致出血，应予以注意。

　此时，朝肝总动脉方向显露胃十二指肠动脉。值得注意的是，胃十二指肠动脉向十二指肠后方发出 1~2 支细小的十二指肠后动脉。

　确认 No.8a 淋巴结，切开其右侧的腹膜，分开 No.8a 淋巴结与 No.5 淋巴结，放置纱布，以便于随后的操作。

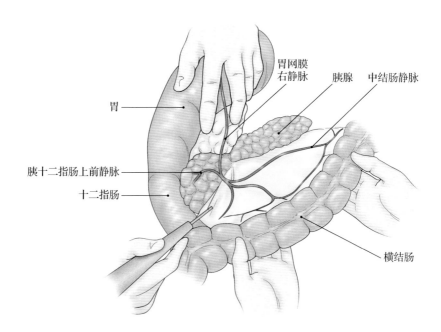

胃网膜右静脉　胰腺　中结肠静脉

胃

胰十二指肠上前静脉

十二指肠

横结肠

图Ⅱ-2-32　离断胃网膜右动脉①

维持适当张力，避免损伤静脉，展开术野

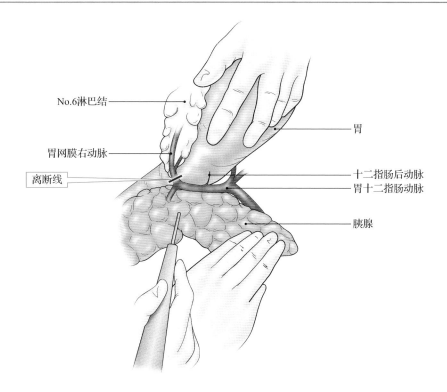

No.6淋巴结

胃网膜右动脉

离断线

胃

十二指肠后动脉
胃十二指肠动脉

胰腺

图Ⅱ-2-33 **离断胃网膜右动脉②**
辨认胃十二指肠动脉,找到胃网膜右动脉根部

5 切开小网膜

用拉钩拉开肝脏,将胃十二指肠向尾侧牵拉,展开肝十二指肠韧带前面。

从小网膜的肝附着部切至贲门处。此时,沿右膈肌脚切开后腹膜,将其作为 No.9 淋巴结清扫的头侧缘(图Ⅱ-2-34)。

6 清扫幽门上方

用拉钩拉开肝脏,将胃十二指肠向尾侧牵拉,展开肝十二指肠韧带前面。

确认胃右动脉和十二指肠上动脉的走行,于两者之间切开,即可见到背面放置的纱布。纱布不仅具有位置指示的作用,还有利于保护肝总动脉及胃十二指肠动脉。

离断十二指肠上动脉,并向肝门部方向继续游离。在显露肝固有动脉前面后,向中枢侧继续游离,即可确认胃右动脉根部。显露胃右动脉根部后,于根部将胃右动脉离断(图Ⅱ-2-35)。

离断十二指肠。

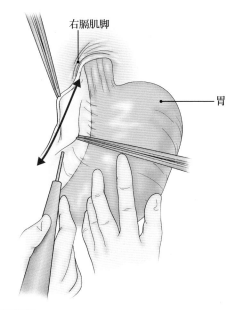

图Ⅱ-2-34 切开小网膜,清扫 No.9 淋巴结的头侧缘

切开小网膜后,将右膈肌脚与 No.9 淋巴结分离

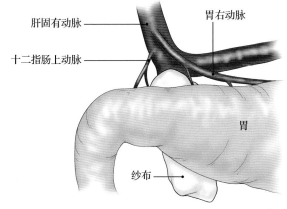

图Ⅱ-2-35 离断胃右动脉

以背面放置的纱布为标记,在胃右动脉和十二指肠上动脉之间切开

1 清扫胰腺上缘(腹腔动脉右侧)

　　助手将胰腺向尾侧推压,术者将清扫组织上提,以展开术野。在将 No.8a 淋巴结自肝总动脉前面剥离后,用吊带将肝总动脉向尾侧牵拉。从肝总动脉上缘向肝固有动脉左侧进行分离,清扫 No.8a 淋巴结和 No.12a 淋巴结(图Ⅱ-2-36)。用镊子将 No.12a 淋巴结向左侧牵拉,沿肝固有动脉平行张开 Kelly 钳,继续分离操作以显露门静脉左壁。在该层面内充分游离,拉出 No.12a 淋巴结,将其清扫。

清扫 No.12a 淋巴结后,用拉钩牵开肝尾状叶,将腹腔动脉右侧充分展开。从门静脉左壁向脾静脉游离以使 No.8p 淋巴结被提起。由于 No.9 淋巴结、No.8p 淋巴结与 No.16a2 int 淋巴结相连,为避免出血,离断时应使用能量设备。向头侧继续行腹腔动脉右侧的清扫,则到达先前游离的右膈肌脚前方层面。

手术技巧	清扫胰腺上缘淋巴结时,要离断胃左静脉。胃左静脉有以下走向(图Ⅱ-2-37)。① 于肝总动脉后面汇入门静脉或门、脾静脉汇合部附近。② 经肝总动脉前方汇入脾静脉。③ 经脾动脉前面下行,汇入脾静脉。 如胃左静脉走行于动脉前方,先找到胃左静脉根部,并予以结扎。但如胃左静脉走行于动脉后方,尤其是肥胖的患者,多难以确认胃左静脉根部,应小心分离。 对于胰腺上缘的淋巴结,有些直接来自胰实质的交通支或胃左静脉的分支,一旦出血,止血较为困难,故应避免盲目的游离操作,应进行安全的结扎或凝固止血操作。

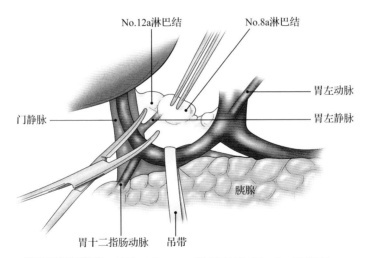

图Ⅱ-2-36 清扫 No.12a 淋巴结和 No.8a 淋巴结

用吊带悬吊肝总动脉,展开视野,继续分离至门静脉左壁

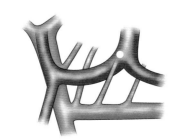

图Ⅱ-2-37 胃左静脉的分支

8 清扫胰腺上缘（腹腔动脉左侧）

沿脾动脉清扫 No.11p 淋巴结。通常不离断胃后动脉，而是清扫至距脾动脉根部 4~5 cm 处。然后清扫脾动脉与胰腺上缘的头侧。在清扫腹腔动脉两侧时，可显露出胃左动脉根部，将胃左动脉于根部离断。

手术要点	脾动脉走行蜿蜒，容易被误认为淋巴结或其他血管，从而被离断，应予以注意。 脾动脉与脾静脉的位置关系也因人而异，清扫时，可能出现意外损伤，应谨慎操作。 后腹膜组织的前面有疏松结缔组织，进入该层面后，即可轻松游离。

9 清扫胃小弯

虽然可从前面清扫胃上部小弯后壁，但为了清扫得彻底，可在清扫腹腔动脉的视野下翻转胃，以清扫后壁（图Ⅱ-2-38）。清扫至贲门后壁时，让助手用能量设备离断血管，即可轻松完成清扫。

最后，从前面清扫 No.1 淋巴结和 No.3 淋巴结，并进行胃切除（图Ⅱ-2-39）。

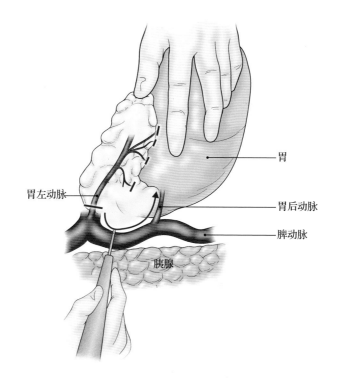

胃

胃左动脉

胃后动脉

脾动脉

胰腺

图Ⅱ-2-38　**清扫胃小弯后壁**

将胃翻转后，行后壁的清扫

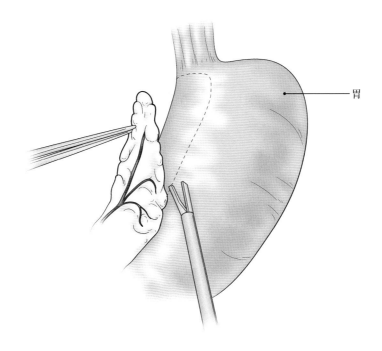

胃

图Ⅱ-2-39 清扫胃小弯前壁

术后处理

● 术后仔细确认止血情况。

● 清扫操作可导致胰瘘，应观察术后恢复情况。

● 术后如要放置引流管，应放置在胰腺上缘。引流液的淀粉酶水平有助于预测、诊断胰瘘。术后第 1 日开始测量淀粉酶，若数值较低，可尽早拔掉引流管。

参考文献

[1] 日本胃癌学会：胃癌治療ガイドライン．金原出版, 2014.

[2] 篠原 尚 ほか：イラストレイテッド外科手術第 3 版．医学書院, 2010.

[3] 佐野 武 ほか：胃・十二指腸の手術　幽門側胃切除術．消化器外科 2011;34;745-51

2.4 全胃切除术中的D2淋巴结清扫

癌研有明医院消化中心外科　　熊谷厚志、佐野武

适应证

- ● 进展期胃癌行 D2 淋巴结的清扫。
- ● 术前及术中的肿瘤浸润深度的判断有一定局限性,如怀疑浸润深度达 T2 以上,原则上行 D2 淋巴结的清扫。
- ● 对于侵犯胃上部大弯的进展期胃癌,行根治性切除术时,最好切除脾脏,以完全清扫 No.10 淋巴结和 No.11d 淋巴结。除此之外的肿瘤,切脾的意义不明,建议保脾,并尽量清扫脾动脉周围淋巴结。

手术步骤

1 清扫幽门下区

2 清扫幽门上区

3 清扫胰腺上缘(No.8a 淋巴结和 No.9 淋巴结的右侧部分、No.12a 淋巴结)

4 清扫腹腔动脉左侧(No.9 淋巴结左侧)

与脾动脉近侧(No.11p 淋巴结)

5 清扫贲门左侧(No.2 淋巴结)、离断脾胃韧带

6 清扫脾动脉远侧(No.11d 淋巴结)及脾门部(No.10 淋巴结)

手术技术

1 清扫幽门下区

　　切除横结肠右侧的网膜囊,即可显露胃结肠静脉干。术者提起胰头前面的大网膜,沿十二指肠内侧将大网膜自十二指肠离断。然后于胃网膜右静脉右侧的胰头部,确认胰十二指肠上前静脉。于胰十二指肠上前静脉头侧切开胰前筋膜,沿胰腺表面将包括淋巴结在内的脂肪组织加以剥离。在胰十二指肠上前静脉汇入处的胃侧,结扎、离断胃网膜右静脉(图 II-2-40)。

　　在处理胃网膜右动脉之前,确认胃十二指肠动脉。术者用左手将幽门胃窦向患者右侧上提,助手借助纱布将胰腺向尾侧按压。于胰腺与十二指肠后面之间进行分离,即可确认胃十二指肠动脉。对于切除网膜囊的患者,将胰腺被膜从胰腺下缘向上缘剥离,再朝十二指肠方向继续剥离,即可见到

胃十二指肠动脉。从末梢侧观察胃十二指肠动脉的走行,即可见到胃网膜
右动脉与胰十二指肠上前动脉。将胃网膜右动脉与胃网膜右静脉结扎处之
间的组织离断,再结扎、离断胃网膜右动脉(图Ⅱ-2-41)。

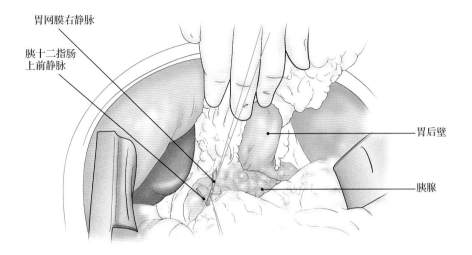

胃网膜右静脉

胰十二指肠
上前静脉

胃后壁

胰腺

图Ⅱ-2-40　No.6 淋巴结的清扫①
在胰十二指肠上前静脉汇入处的胃侧,结扎、离断胃网膜右静脉

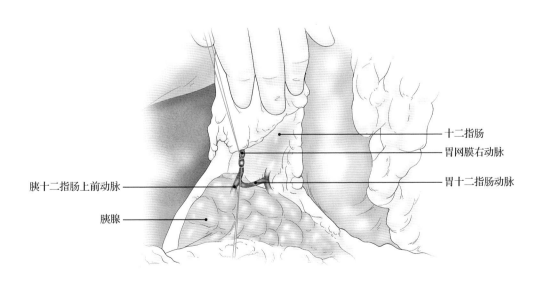

十二指肠

胃网膜右动脉

胃十二指肠动脉

胰十二指肠上前动脉

胰腺

图Ⅱ-2-41　No.6 淋巴结的清扫②
在胰十二指肠上前动脉分叉根部,结扎、离断胃网膜右动脉

显露胃十二指肠动脉至肝总动脉分叉处,这里也是 No.8a 淋巴结与 No.5 淋巴结的分界处,为便于随后的幽门上区的清扫,在此分界处放置纱布 (图Ⅱ-2-42)。

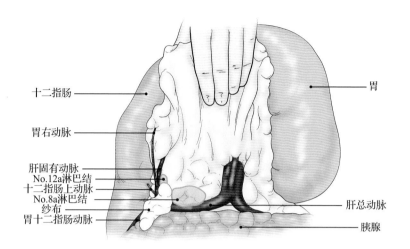

图Ⅱ-2-42　十二指肠上缘的纱布①

在 No.8a 淋巴结和 No.5 淋巴结之间预置纱布

2 清扫幽门上区

用肝脏拉钩拉开肝左叶,充分显露小网膜附着处。在清扫幽门上区前,先打开小网膜。第 2 助手将胃体部向下方牵引、展开,直至充分显露贲门部。对于进展期胃癌,应尽量贴近肝附着部切开小网膜。切开小网膜至贲门右侧时,可以见到右膈肌脚,逐步显露右膈肌脚表面,并向右下方游离,这样有助于确定随后的 No.9 淋巴结的清扫界线。然后,显露食管前面。

接下来,开始进行幽门上区的清扫。助手将十二指肠和胃向左下方牵拉,以绷紧肝十二指肠韧带。此时,透过小网膜可以见到胃右动脉和十二指肠上动脉,于两者之间切开小网膜,即可见到此前放置的纱布(图Ⅱ-2-43)。纱布下面为胃十二指肠动脉起始部。向肝门部方向继续游离,再向左侧游离,则可与此前的小网膜切开处打通。从肝十二指肠韧带向肝门部切开的边界为肝固有动脉右缘。

术者和助手用镊子提起肝十二指肠韧带的切开缘,向左侧显露肝固有动脉表面,这样即可显露胃右动脉根部。此时,将胃右动静脉一并结扎、离断。为便于离断十二指肠,结扎并离断 1~2 条十二指肠上动静脉。

3 清扫胰腺上缘(No.8a 淋巴结和 No.9 淋巴结的右侧部分、No.12a 淋巴结)

清扫胰腺上缘时,第 1 助手与第 2 助手交换位置。第 1 助手站在尾侧,

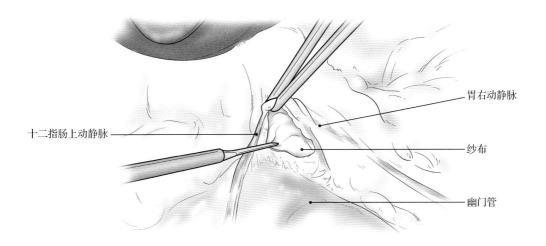

十二指肠上动静脉

胃右动静脉

纱布

幽门管

图 II-2-43 十二指肠上缘的纱布②

左手将胰腺向下方推压,右手用镊子密切配合术者进行清扫。第2助手站在头侧,将胃向上方翻转。

提起 No.8a 淋巴结,在 No.8a 淋巴结与胰腺上缘之间进行分离。确认 No.8a 淋巴结下面的肝总动脉后,沿胰腺上缘的浅层向左分离,即可到达隐藏于胰腺背侧的脾动脉。中止胰腺上缘浅层的分离,回到 No.8a 淋巴结的右缘,将 No.8a 淋巴结自肝总动脉表面上提,并向腹腔动脉方向分离。在此过程中,保持在肝总动脉伴行神经的外侧层面内进行分离。

接下来,清扫 No.12a 淋巴结。提起 No.8a 淋巴结,沿肝固有动脉左侧分离。用镊子提起含 No.12a 淋巴结在内的脂肪组织后,使用 Kelly 钳沿肝固有动脉左缘分离,并用镊子抓住深部组织,如此反复数次,直至显露门静脉左缘(图 II-2-44)。将组织的头侧端结扎、离断,即完成了 No.12a 淋巴结的清扫。

由 No.12a 淋巴结清扫的头侧端与之前沿着右膈肌脚向下的游离线来决定胰腺上缘清扫的右侧缘边界(图 II-2-45)。打通 No.12a 淋巴结清扫的头侧端与沿右膈肌脚向下的游离线,提起 No.12a 淋巴结和 No.8a 淋巴结,从右侧向腹腔动脉根部清扫 No.9 淋巴结。在此过程中,结扎并离断胃左静脉。

手术要点	术前通过增强 CT 确认胃左静脉的走向,以掌握胃左静脉与肝总动脉的前后关系及汇入门静脉系统的位置,从而使清扫变得更加安全。

手术注意事项	打通 No.12a 淋巴结清扫的头侧端与沿右膈肌脚向下的游离线时，注意避免过于深入。因深层有右膈下动脉，打通过深可能损伤右膈下动脉（图Ⅱ-2-45）。

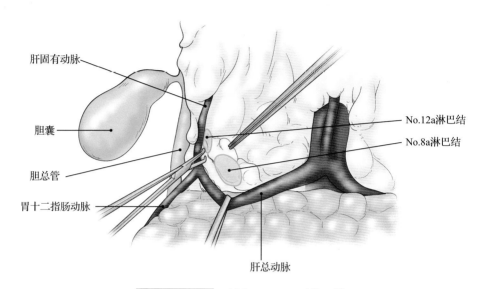

肝固有动脉

胆囊

胆总管

胃十二指肠动脉

No.12a淋巴结

No.8a淋巴结

肝总动脉

图Ⅱ-2-44　清扫 No.12a 淋巴结

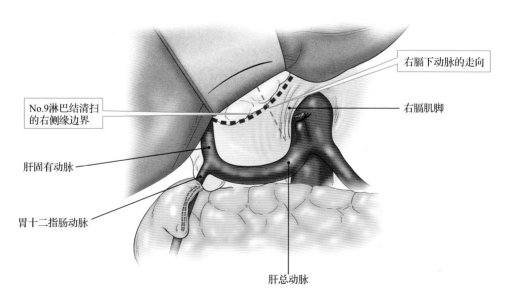

右膈下动脉的走向

No.9淋巴结清扫的右侧缘边界

右膈肌脚

肝固有动脉

胃十二指肠动脉

肝总动脉

图Ⅱ-2-45　右膈肌脚的显露及 No.9 淋巴结清扫的右侧缘边界

4 清扫腹腔动脉左侧（No.9 淋巴结左侧）与脾动脉近侧（No.11p 淋巴结）

　　向胰尾继续分离胰腺上缘浅层。隐藏于胰腺背面的脾动脉蜿蜒如蛇，可突然出现在胰腺上缘，应避免损伤脾动脉。此时，在大致确定胰体上缘的脾动脉走行与胃后动脉的分叉处后，返回腹腔动脉周围开始清扫。

　　接下来，保持在右膈肌脚表面的游离层面，向左分离，通过食管裂孔可以见到左膈肌脚。保留左膈肌脚表面的筋膜，将 Gerota 筋膜保留于背侧，该层面即为 No.9 淋巴结左侧及 No.11p 淋巴结清扫的底部。胃后动脉的右背侧为无血管区，钝性分离即可轻松分开。无血管区又被称为"摩西间隙"，可作为清扫的标志。摩西间隙背侧是背侧胃系膜翻折、粘连而成的 Told 融合筋膜。打开摩西间隙，位于摩西间隙与 Gerota 筋膜之间的 No.11p 淋巴结与 Told 融合筋膜呈屏风状，清扫淋巴结（图Ⅱ-2-46）。清扫完成后，结扎并离断胃左动静脉及胃后动脉。

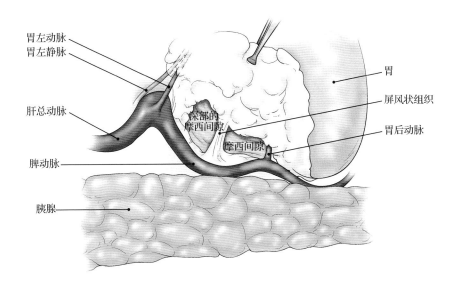

图Ⅱ-2-46　摩西间隙和屏风状组织

在胃左动脉左侧保留的 Gerota 筋膜和胃后动脉背侧的无血管区（摩西间隙）间进行钝性分离，显露两者之间的屏风状组织，并在显露脾动静脉的同时进行淋巴结的清扫

5 清扫贲门左侧（No.2 淋巴结）、离断脾胃韧带

　　在胃左动脉头侧显露膈肌脚的表面。沿左膈肌脚内侧向头侧继续分离，则可见到自左膈下动脉分出来的食管贲门支（有报告认为，约半数病例缺失该分支），于其根部进行结扎和离断（图Ⅱ-2-47）。该区域的淋巴结也属于 No.2 淋巴结。

　　术者用左手将胃向右上方牵拉，离断包括胃短动静脉在内的脾胃韧带。此时，取出垫在脾脏背面的纱布，展开脾胃韧带，进而获得良好术野。继续处理胃短动静脉，离断胃与膈肌之间的粘连，完成贲门左侧淋巴结的清扫。

手术技巧	对于内脏脂肪较多或胸廓较深的患者，使用血管凝固装置有助于结扎和离断胃短动静脉。

手术要点	处理脾上极附近的胃短动静脉时，胃与脾脏之间的空间狭小，从背面难以安全地进行处理，可将胃朝下方牵拉，从前面处理较为安全。

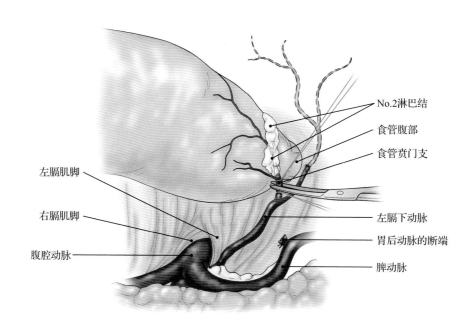

图Ⅱ-2-47 左膈下动脉与食管贲门支

左膈肌脚
右膈肌脚
腹腔动脉

No.2淋巴结
食管腹部
食管贲门支
左膈下动脉
胃后动脉的断端
脾动脉

6 清扫脾动脉远侧（No.11d 淋巴结）及脾门部（No.10 淋巴结）

对于切脾的患者，术者在将胰、脾游离后，转至患者左侧。此时，助手站在患者右侧，手托胰尾和脾。然后，在脾门部临时结扎脾动脉，以减少血供。术者可使用 Kelly 钳将覆盖在脾静脉后方的被膜提起并切开（图Ⅱ-2-48）。此外，术者和助手也可使用镊子将被膜提起并切开。

将中枢侧切开至腹腔动脉，将末梢侧切开至脾门部。含淋巴结在内的脂肪组织可单独去除，也可让其附着于脾动脉侧。对于脾动脉周围的清扫，应由脾门部向中枢侧进行。在确认了胰大动脉的分支后，于其末梢将脾动脉进行结扎和离断（图Ⅱ-2-49）。然后，于胰尾将脾静脉结扎和离断。

对于保脾的病例，原则上不游离胰尾和脾。先预置牵引带，向右下方牵引脾动脉，再将脾门展开，尽量显露脾动脉末端的分支。

手术要点	●曾采用丸山原的方法进行保留胰腺的脾切除术，即于根部将脾动脉结扎并离断，但为预防胰瘘的发生，在胰大动脉末梢离断脾动脉，并在胰尾离断脾静脉。 ●对于保脾的病例，行 No.11d 淋巴结的清扫时，在脾动静脉末端将胃网膜左动静脉的分支处显露、结扎、离断，并作为清扫范围的标记。若不游离胰腺和脾，则难以将脾动静脉间的淋巴结清扫至脾门部。因此，对于行 No.11d 淋巴结清扫的患者，在切除脾前，应游离胰腺和脾。

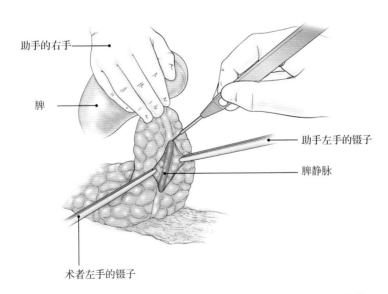

助手的右手

脾

助手左手的镊子

脾静脉

术者左手的镊子

图Ⅱ-2-48 No.11d 淋巴结的清扫（脾切除的病例）①

术者站在患者左侧，助手站在患者右侧并扶持脾。此时，术者切开脾静脉后方的被膜，使淋巴结附着于脾动脉侧

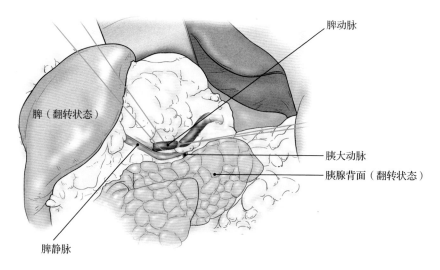

脾动脉

脾（翻转状态）

胰大动脉

胰腺背面（翻转状态）

脾静脉

图Ⅱ-2-49 No.11 d 淋巴结的清扫（脾切除的病例）②
在胰大动脉分支的末梢，将脾动脉结扎和离断

术后处理

● 术后第 1 日，测量引流液中淀粉酶的含量。如引流液中淀粉酶的含量低于 2000 U/L，则发生胰瘘的可能性极小（4.2%）。

● 术后第 3 日开始进食，如没有吻合口瘘的征象，可拔掉引流管。

参考文献

[1] 胃癌治疗指南 医师用 2014 年 5 月修订 第 4 版 . 日本胃癌学会，编制 . 金原出版，2014.

[2] Maruyama K, et al: Pancreas-preserving total gastrectomy for proximal gastric cancer. World J Surg 1995; 19: 532-6.

[3] Sano T, et al: Amylase concentration of drainage fluid after total gastrectomy. Br J Surg 1997; 84: 1310-2.

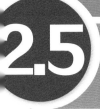

2.5 术前化疗病例的腹主动脉周围淋巴结清扫

国立医疗机构金泽医疗中心外科　**大山繁和**

手术开展须知

如果想明白胃周淋巴结转移是如何扩散到腹主动脉周围的,则要了解淋巴引流路径与腹主动脉周围的解剖结构。

通常情况下,有些淋巴结不属于 D2 淋巴结的清扫范围,但不清扫这些淋巴结,腹主动脉周围淋巴结的清扫就没有意义了。图Ⅱ-2-50 所示为胃至腹主动脉周围的淋巴引流路径。在胃的淋巴系统中,主要包括沿胃左动脉的通路与沿胃十二指肠动脉的通路。肠道淋巴液沿腹腔动脉两侧进入腹主动脉周围,并在此与来自下肢和骨盆的腰淋巴液汇合,再于左、右两侧向上流经主动脉裂孔,最后与乳糜池 – 胸导管连通。进行腹主动脉周围淋巴结

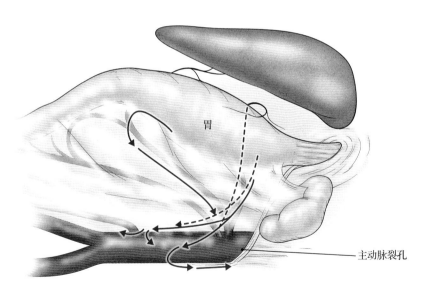

胃

主动脉裂孔

图Ⅱ-2-50　**胃至腹主动脉周围的淋巴引流路径**

胃的淋巴引流可大致分为沿胃左动脉的通路与沿胃十二指肠动脉的通路,它们均经过腹腔动脉根部。肠道淋巴液从腹腔动脉两侧到达腹主动脉周围,在此与腰淋巴液汇合,并从肾动脉周围流向主动脉裂孔。常规的 D2 淋巴结清扫并非必须清扫腹腔动脉根部,为完全清扫右侧的 No.8p 淋巴结,应从 No.12bp (13a) 淋巴结清扫至肝总动脉背侧。在左侧,为了更加彻底地清扫脾动脉根部,清扫时,应使肝总动脉及脾动脉根部呈上浮状态,并全程显露脾静脉

的清扫时,腹腔动脉左、右两侧的清扫十分重要。

图Ⅱ-2-51 展示了肠系膜的解剖结构。从空肠起始部至横结肠的系膜以肠系膜上动脉为"纲",系膜呈"漂浮状态"。腹腔动脉尾侧仅有降结肠及乙状结肠的系膜。腹主动脉周围的解剖结构如图Ⅱ-2-52 所示,虽然小肠及升结肠的系膜与后腹膜粘连,但系膜呈"漂浮状态",与腹主动脉相连的只有降结肠系膜。降结肠系膜的分离与后腹膜的解剖是非常重要的。

在腹膜后的脏器与结构中,有输尿管和被肾筋膜包裹的左、右肾,这些结构的胚胎发生于盆腔,之后上升至腹部,并与腹主动脉属于不同的结构。因此,要清扫的腹主动脉周围组织就是两侧交感神经干内侧的脂肪组织。连接肠系膜上动脉与下动脉的肠系膜间神经丛是后腹膜的标志。

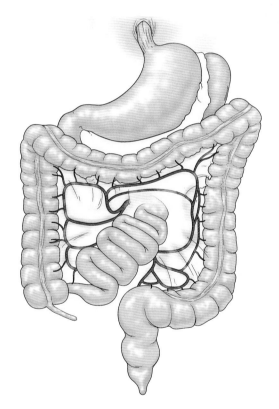

图Ⅱ-2-51　肠系膜的解剖结构

图片展示了肠系膜的解剖结构。若不考虑肠系膜与后腹膜的粘连,到横结肠为止的系膜以肠系膜上动脉为"纲",系膜呈"漂浮状态"。降结肠系膜向左侧倾倒,与后腹膜粘连

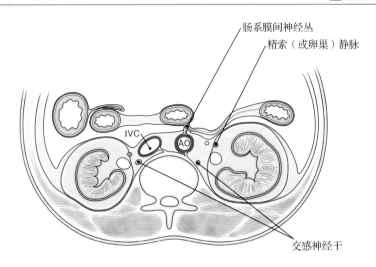

肠系膜间神经丛
精索（或卵巢）静脉
IVC
AO
交感神经干

图 II-2-52 **腹主动脉周围的解剖结构**

腹主动脉周围组织的清扫范围即两侧交感神经干内侧的脂肪组织。清扫前,应避开外侧的肾周组织。因腹主动脉周围组织的腹侧正中处有肠系膜间神经丛,且多与空肠附着,故应经后腹膜侧进行分离。IVC—下腔静脉; AO—腹主动脉

适应证

JCOG9501 研究否定了对 T3 以上进展期胃癌行预防性腹主动脉周围淋巴结清扫的意义。

● 腹主动脉周围淋巴结清扫的适应证是经术前化疗的 Bulky N2 或 Bulky N3（巨大淋巴结融合）病例,但对 Bulky N2 病例行何种手术尚无定论。

● 对于 Borrmann IV 型胃癌,腹主动脉周围淋巴结清扫的效果差,应排除在适应证以外。

术前检查

■上消化道内镜检查

诊断病变的性质、浸润深度等。

■胃钡透检查

有助于客观判断病变的位置与范围。

■CT 检查

把握周围淋巴结转移及脏器浸润等情况。

■其他检查

该手术比常规手术创伤性大。肝功能不全（特别是肝硬化）患者术后易出现淋巴漏,故不适合行此手术。由于术后胸腔积液等并发症的发生率高,因此必须进行术前功能检查与术前呼吸训练。

手术步骤

1 确认有无腹腔播散、行脱落细胞学检查
2 游离降结肠
3 游离胰（或脾）
4 Kocher切口游离
5 切除原发病灶、清扫淋巴结
6 清扫腹主动脉周围淋巴结

    a. 处理下腔静脉前面

    b. 清扫No.16b1int

    c. 清扫No.16b1pre

    d. 清扫No.16b1lat

    e. 清扫No.16a2int-lat

7 预防性胆囊切除术
8 行Roux-en-Y重建及空肠造瘘
9 放置引流管
10 关闭切口

手术技术

1 确认有无腹腔播散、行脱落细胞学检查

    虽然严格说起来不算手术技术,但行腹主动脉周围淋巴结的清扫前,必须对转移情况加以确认。如存在腹腔播散或脱落细胞学检查阳性,则不行腹主动脉周围淋巴结的清扫。

2 游离降结肠

    笔者在行 Kocher 切口游离前,选择先游离降结肠,以使结肠脾曲的位置变浅,便于手术。游离降结肠时,并非以外侧的白线为标识,而是以结肠系膜的黄色脂肪为标识(图Ⅱ-2-53)。

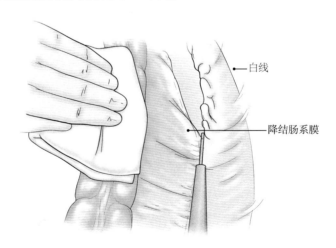

白线

降结肠系膜

图Ⅱ-2-53 游离降结肠

将降结肠向内侧牵拉,寻找降结肠系膜与后腹膜的游离界线。如沿白线进入,则会进入肾后方。应紧贴结肠系膜的黄色脂肪进行游离,使游离层面呈线状,从中间向头侧分离。若损伤后腹膜,则会形成破孔,应加以注意

在浅浅地切开腹膜后,将降结肠左右晃动,以寻找粘连之处。然后,嘱助手将肾前方的腹膜上下牵拉,使游离层面呈线状。避免从外侧的白线进入,以防进入肾后方。

3 游离胰(或脾)

如在正确的层面内游离,则可见后腹膜侧覆盖一层厚的白膜,如游离过深,可导致白膜破损。此时,回到正确的层面,向头侧游离,进入胰腺背侧,继续游离,直至显露脾动脉和脾静脉(图Ⅱ–2–54)。如行远端胃切除术,则无须游离脾。

行全胃切除术时,要游离脾。脾下极附近有脾肾交通血管,受损可造成出血,故要边游离边闭合血管。充分显露术野后,将降结肠向术者侧牵拉,并朝中线方向游离。靠近中线后,可见到从肠系膜上动脉周围到空肠起始部背面走行的白色纤维束,即肠系膜间神经丛,因肠系膜间神经丛属于腹膜后组织,故将其保留于背侧(图Ⅱ–2–55)。至此,完成了降结肠及胰腺的游离。

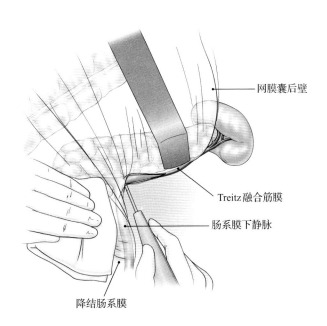

网膜囊后壁

Treitz融合筋膜

肠系膜下静脉

降结肠系膜

图Ⅱ-2-54 **游离胰(或脾)**

于降结肠的脏腹膜与后腹膜(壁腹膜)之间游离,在头侧可见到胰实质。然后,维持游离层面,将胰腺提起,继续向头侧游离,则可显露脾动脉和脾静脉。接下来,继续保持该游离层面,直到显露网膜囊后壁,这样就完成了头侧的游离。如行全胃切除术,则继续向外侧游离脾。脾下极附近有脾肾交通血管,将其闭合后继续游离

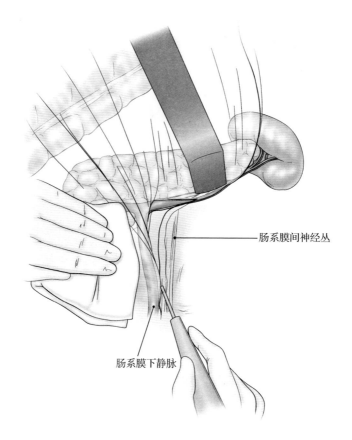

肠系膜间神经丛

肠系膜下静脉

图Ⅱ-2-55 **游离肠系膜间神经丛**

游离降结肠系膜至中线时,在头侧到达肠系膜上动脉,在此处可见朝向肠系膜下动脉起始部的纤维束,这就是肠系膜间神经丛。为连接肠系膜上、下动脉之间的神经纤维,于其后腹膜侧游离。这样,就到达腹主动脉前面

4 Kocher 切口游离

在行 Kocher 切口游离时,重要之处是要沿着十二指肠及升结肠进行游离,并且保留腹膜侧组织(图Ⅱ-2-56)。从右侧更容易进入 Gerota 筋膜,十二指肠水平部的游离与来自左侧的游离贯通。另外,为确保术野,应清扫淋巴结至肠系膜下动脉根部。

5 切除原发病灶、清扫淋巴结

腹主动脉周围淋巴结的清扫并非标准的 D2 淋巴结清扫。在操作过程中,要对脾动脉根部、胰腺 – 脾静脉之间、胰头后面的 No.8p 淋巴结和 No.9 淋巴结进行清扫。这些淋巴结相当于腹腔动脉左、右侧的淋巴结群。另外,行远端胃切除术时,还要清扫 No.12bp 淋巴结和 No.13a 淋巴结。清扫结束后,肝总动脉被完全游离,脾静脉显露至其背侧。

6 清扫腹主动脉周围淋巴结

a. 处理下腔静脉前面

用镊子提起下腔静脉前面的组织,用电刀切开组织,再用 LigaSure™ 沿下腔静脉前面将组织切开(图Ⅱ–2–57),并向头侧和尾侧游离。然后,将这些组织向腹主动脉与下腔静脉之间游离。

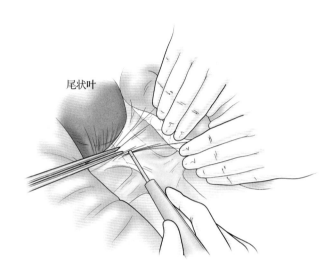

尾状叶

图Ⅱ-2-56 **Kocher 切口游离**

如果紧贴脏器进行 Kocher 切口游离,则可能游离至肾侧。从右侧更容易进入 Gerota 筋膜,为便于随后的清扫,对升结肠也加以游离

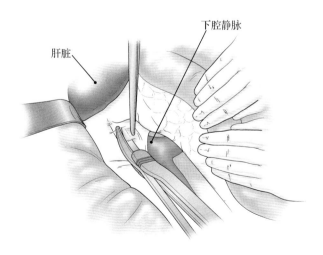

下腔静脉

肝脏

图Ⅱ-2-57 **处理下腔静脉前面**

在切除原发病灶后进行清扫。将下腔静脉前方组织轻轻提起,用电刀切开 1 个小口,再沿下腔静脉前面向头侧及尾侧游离。尾侧游离至肠系膜下动脉高度的稍低水平,头侧游离至右肾静脉水平

b. 清扫 No.16b1int

清扫 No.16b1int 时,术者在用左手压迫下腔静脉的同时,用电刀在腹主动脉和下腔静脉之间游离。腹主动脉周围有易被撕裂的细小静脉,通过左手的压迫即可轻松止血。另外,将下腔静脉向术者侧翻转,则可从下腔静脉背侧的薄弱组织开始清扫。找到腰静脉,用电刀从腰静脉切至椎前筋膜(图Ⅱ-2-58)。

接下来,沿椎前筋膜向腹主动脉背侧清扫。用吊带悬吊左肾静脉,在腹主动脉前面显露主动脉,确认右肾动脉。在腹主动脉周围只有横向的血管和纵向的淋巴组织,沿腹主动脉进行钝性及锐性分离时,避免损伤血管。清扫的上界为右肾动脉周围、下界为肠系膜下动脉,清扫时,仅结扎或夹闭尾侧的组织即可。

c. 清扫 No.16b1pre

在主动脉前面,可见纤细的精索(卵巢)动脉,沿预定的血管走行,使用电刀进行水平或上下操作,找到生殖血管。在尾侧,可见肠系膜下动脉,将该动脉作为清扫的下界(图Ⅱ-2-59)。至此,完成了右侧的清扫。

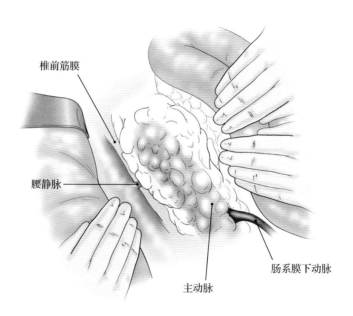

椎前筋膜

腰静脉

肠系膜下动脉

主动脉

图Ⅱ-2-58 清扫 No.16b1int

清扫 No.16b1int 时,应注意术者左手的使用。如果术野显露充分,可采用镊子和电刀,但往往术野狭窄,难以如此操作。笔者的做法是:用左手将下腔静脉向术者侧翻转,在压迫止血的同时进行清扫。下腔静脉有腰静脉和细小的静脉汇入,稍不留神就可能导致出血,可快速压迫止血。应尽快找到腰静脉,从腰静脉切至椎前筋膜,然后进行钝性分离,该操作极少会损伤腰动脉。接下来,将清扫的头侧和尾侧结扎,防止术后出现淋巴漏。尽早于左肾静脉背侧显露腹主动脉前面,并游离及确认右肾动脉

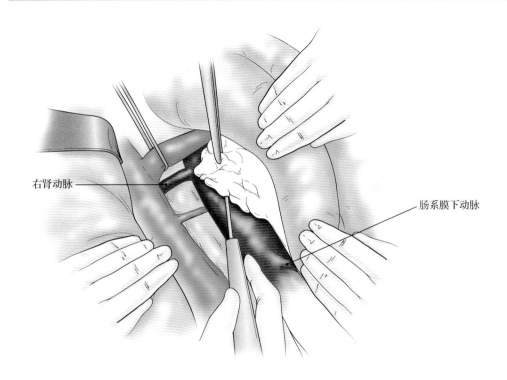

右肾动脉

肠系膜下动脉

图Ⅱ-2-59 清扫 No.16b1pre

d. 清扫 No.16b1lat

　　首先,确认左侧精索(卵巢)静脉。处理从腹主动脉周围汇入精索(卵巢)静脉的数个分支,于生殖静脉上方向腰大肌方向插入 Cooper 剪(图Ⅱ-2-60),此处有疏松的间隙,将 Cooper 剪于此处插入可避开左侧的肾周组织。用拉钩向头侧和尾侧牵开,暴露的主动脉侧组织就是要清扫的淋巴组织。

　　术者用左手将主动脉向术者侧轻轻按压,沿主动脉到达其背侧及椎前筋膜,以钝性和锐性的方法进行清扫。结扎尾侧含淋巴结的脂肪组织,将清扫组织自椎前筋膜从尾侧向头侧游离。

手术要点	●向头侧清扫时,要注意仔细确认注入左肾静脉的上行腰静脉。若不仔细确认,一旦损伤上行腰静脉,可造成大出血(图Ⅱ-2-61)。 ●此外,也要确认左肾动脉。左肾动脉可有数个分支,也可自肠系膜下动脉或头侧的腹主动脉左缘发出,务必注意。

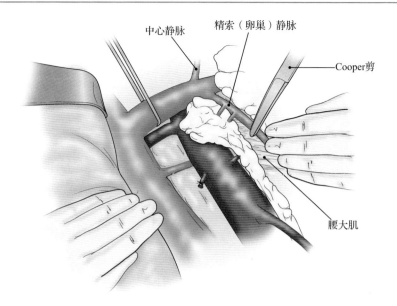

图Ⅱ-2-60　**清扫 No.16b1lat——精索（卵巢）静脉分支的处理**

为明确清扫范围，先处理精索（卵巢）静脉内侧的分支，通常有 2~3 支，结扎处理后，于精索（卵巢）静脉右侧插入 Cooper 剪，可很容易地到达腰大肌

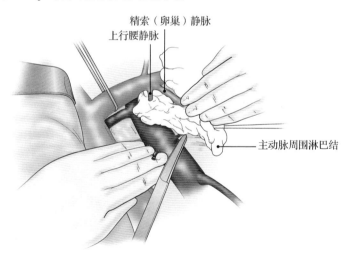

图Ⅱ-2-61　**清扫 No.16b1lat——上行腰静脉的确认**

将已清扫的组织向左侧展开，使之与 No.16 b1lat 相连。术者用左手轻轻地按压主动脉，清扫其背侧。尾侧组织较多，给予分次结扎。提起尾侧组织，向头侧清扫。外侧可见左交感神经干。靠近左肾静脉后，分离和确认精索（卵巢）静脉背侧附近出现的上行腰静脉。一旦损伤上行腰静脉，则很难进行止血，故可一开始就将其结扎。确认上行腰静脉及左肾动脉之后，将与主动脉裂孔连接的淋巴组织于主动脉裂孔处结扎，完成 No.16b1lat 淋巴结的清扫。此时左肾已被游离，即使不游离左肾，难以清扫的组织其实也很少。部分组织进入膈肌的内侧脚与中间脚之间，大部分淋巴组织进入主动脉裂孔

e. 清扫 No.16a2 int–lat

清扫 No.16a2 int–lat 时没有需要特别注意之处,只是清扫左侧淋巴结时要注意肾动脉。

7 预防性胆囊切除术

为预防术后出现胆囊炎及胆囊坏死等并发症,行胆囊切除术。

8 行 Roux–en–Y 重建及空肠造瘘

对于扩大的远端胃切除术,行 Roux–en–Y 重建。空肠造瘘有助于术后的营养管理,故对于扩大根治性的病例,远端胃切除术和全胃切除术均可行空肠造瘘。

通常从 Y 袢插入造瘘套件,制作 2~3 cm 长的黏膜下隧道,无须行 Witzel式包埋(图Ⅱ-2-62)。为防止扭转,将造瘘管的口侧、肛侧与腹壁固定 1~2针。

9 放置引流管

对于远端胃切除术,多不放置引流管;行全胃切除术时,则放置引流管。术后多出现淋巴漏,用利尿剂加以管理。

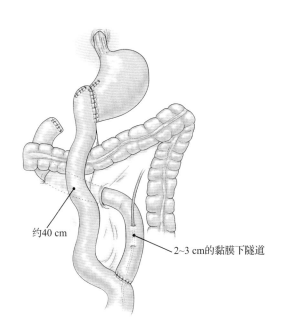

约40 cm

2~3 cm的黏膜下隧道

图Ⅱ-2-62 置入空肠造瘘管

胃切除术后,行 Roux–en–Y 重建。空肠造瘘可防止术后的体力低下,也有助于辅助化疗的进行,故术后必须放置空肠造瘘管

⑩ 关闭切口

术后处理

- 与常规手术的不同之处在于，该手术术后较常出现肠管肿胀及淋巴漏。术后通常会出现肠管活动减弱，因此，应行 X 线检查，以观察小肠的蠕动情况及有无胸腔积液。
- 术后第 3~4 日，行 X 线检查。有时需穿刺、引流左侧胸腔积液。
- 术后 7 日内，一般情况欠佳；术后第 7 日后，情况开始好转；术后第 14 日左右，患者得以恢复。出院后，应短期配合肠内营养支持，可减少术后体力低下的情况。

参考文献

[1] 井上与惣一：胃十二指肠、胰脏以及并横隔膜淋巴管系統 解剖学杂志 1936; 9: 35-123.

[2] 大山繁和：胃癌手术中必要的解剖操作 消化器外科手术指南 胃／十二指肠. 笹子三津留，编制. 中山书店，2009.2-8.

[3] Sasako M, et al: D2 lymphadenectomy alone or with paraaortic nodal dissection for gastric cancer. N Engl J Med 2008; 359: 453-62.

[4] 梶谷环：消化管癌手术图集. 远端胃切除. 金原出版，1992. 40-3.

Ⅱ. 手术技术
3　其他手术技巧

3.1 腹腔镜探查

岩手医科大学外科　千叶丈広

引言

　　近年来,癌症的诊疗技术日益进步,但并非总能满足临床需要。在胃癌方面,侵犯浆膜层的进展期胃癌出现腹膜种植复发的概率较高,了解有无腹膜种植对治疗极为重要。

　　本章介绍了本院腹腔镜探查的术前考虑与实际操作。

关于腹腔镜探查

　　对于进展期胃癌,为确定治疗方案,正确评估原发病灶的浸润深度(T)、淋巴结转移(N)、肝转移(H)、腹膜转移(P)及远处转移(M)极其重要。CT等影像学检查对有无浆膜层浸润及腹膜种植的评估有一定的局限性。早就有报道认为,腹腔镜探查是诊断腹膜种植及腹腔脱落细胞状态的有用手段。《胃癌治疗指南》指出,如存在腹膜转移,则为不可治愈的胃癌,预后效果明显不良,3年的生存率不到10%。对于这类预后效果不良的病例,无法做到根治性切除,原则上不进行手术。

　　术前检查的正确率仍存在一定的局限性,根据报道,对于CT检查判定没有转移的进展期胃癌,术前腹腔镜探查可发现25%~37%的病例存在远处转移,这避免了不必要的开腹手术。无法行胃切除的开腹手术为患者增加了不必要的创伤,延长了患者的住院时间,降低了患者的生活质量。为避免不必要的开腹,可采用更微创、更安全、更确切的手段诊断有无腹膜转移。鉴于目前的影像学诊断存在局限性,腹腔镜探查的意义重大。

适应证

　　在腹膜转移(P1)、腹腔脱落细胞学阳性(CY1)可能性大的病例中,以及怀疑存在以上情况的进展期胃癌病例中,以下3类为腹腔镜探查的适应证。

　　① Borrmann Ⅳ型病例或直径8 cm以上的Borrmann Ⅲ型病例。

　　② Bulky N2或腹主动脉旁淋巴结转移的病例。

　　③ CT检查怀疑腹膜种植性转移的病例。

　　目前,日本临床肿瘤研究组(Japan Clinical Oncology Group, JCOG)的胃癌研究组有数个关于是否必须行腹腔镜探查的临床研究,除JCOG以外,也有很多机构在做相同的研究。由于诊断有无腹膜转移有助于制订胃癌的治疗策略，因此，腹腔镜探查是非常重要的选择之一。

缺点与优点

腹腔镜探查的目的在于，确认影像学检查无法诊断的腹膜种植或其他远处转移，以决定治疗方案。

■ 缺点

腹腔镜探查的缺点是要在全身麻醉下进行检查。虽然腹腔镜探查的手术时间短、并发症的发生率非常低，但必须注意的是，并发症可能增加新的危险。

■ 优点

腹腔镜探查的优点包括：不残留大的手术瘢痕，有助于避免不必要的开腹，可通过探查获得决定治疗方案的重要信息，住院时间短，对全身状况影响小，很快就可接受随后的治疗。

术前检查

■ 全身评价

腹腔镜探查与常规手术一样，需要进行全身状况的评估及全身麻醉所必需的检查。在癌研有明医院，常规进行验血、胸腹部 X 线检查、负荷心电图检查、上消化道内镜检查、CT 检查和下消化道检查（肠镜或灌肠）。根据患者的年龄、全身状况、既往史及家族史等，请相关科室（麻醉科、心内科）会诊，并听取专科医生的意见。另外，最好评估发生下肢静脉血栓的风险。

术中，为防止腹腔内正压导致下肢深静脉血栓形成，在双下肢的足部及小腿安装气压泵，进行间歇性充气加压（intermittent pneumatic compression，IPC）。IPC 比弹力袜更适用于静脉血栓的高危患者，对于具有静脉血栓病史的高危患者，可考虑联合使用低剂量的普通肝素或小分子肝素。

■ 使用的器械

斜视性硬镜（30°）

无损伤钳

最好使用不易损伤肠管浆膜层的手术钳。

Salem Sump 管

Salem Sump 管用于行腹腔脱落细胞学检查。该导管的使用一般不难，可以从 5 mm 的穿刺锥内插入该导管。在道格拉斯窝及左膈下，分别行腹腔脱落细胞学检查，操作过程中需要两根导管。

超声凝固切开装置

超声凝固切开装置用于摘取腹膜种植结节及打开网膜囊，可避免细小血管损伤所导致的出血。

手术步骤

1. 麻醉
2. 体位
3. 手术室的布置
4. 置入穿刺锥
5. 观察全腹腔
6. 观察原发病灶、确认原发病灶的活动度
7. 观察道格拉斯窝（或膀胱直肠窝）与左

膈下、行腹腔脱落细胞学检查
8. 从Treitz韧带开始观察小肠壁及肠系膜
9. 切开网膜囊（怀疑胰腺浸润时）
10. 切除组织、行常规病理检查
11. 关闭切口

手术技术

多数报道认为,腹腔镜探查的正确率在90%左右。与开腹观察相比,腹腔镜探查容易遗漏小肠系膜与网膜囊内的腹膜种植性病变。另外,除胰腺的直接浸润或表面的转移灶以外,腹腔镜探查对于肝转移或远处淋巴结转移难以诊断。

1 麻醉

行腹腔镜探查时,采用全身麻醉。

为充分观察腹腔,应移动、牵拉肠管,牵拉肠管时的迷走神经反射或腹膜被牵拉时的疼痛、呕吐反射会妨碍腹腔内的自由操作,故全身麻醉更适合该手术。

2 体位（图Ⅱ-3-1）

行腹腔镜探查时,采用仰卧位或截石位。

3 手术室的布置（图Ⅱ-3-1）

通常,术者站在患者右侧,双手均使用手术钳;助手站在患者左侧。

洗手护士站在术者右侧。

在患者头侧与尾侧各放置1台显示器。

4 置入穿刺锥（图Ⅱ-3-2）

用手术钳夹持脐部左、右缘,纵向切开皮肤约15 mm,在直视下做1个小切口,脐部腹壁用关腹用的缝线（可吸收线）行"コ"字形缝合。插入12 mm穿刺锥,将该穿刺孔作为观察孔。设定气腹压力为8~12 mmHg。

在腹腔镜确认安全的基础上,在左、右两侧腹部置入5 mm穿刺锥。通常情况下,使用可重复使用的5 mm穿刺锥。

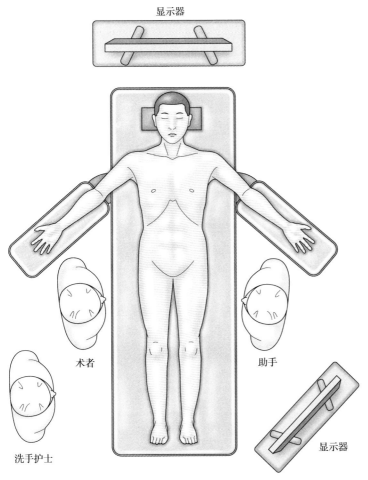

显示器

术者

助手

洗手护士

显示器

图Ⅱ-3-1 体位与手术室的布置

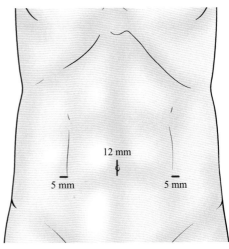

12 mm

5 mm

5 mm

图Ⅱ-3-2 穿刺孔的位置

5 观察全腹腔

　　于脐部及两侧腹部插入穿刺锥后,在可视范围内,对壁腹膜的转移性病变进行大致观察,确认有无明显的腹膜种植结节。在肝脏表面,也可见到转移灶,故可一并确认。

6 观察原发病灶、确认原发病灶的活动度（图Ⅱ-3-3）

　　小心提起肝外侧区域,确认胃前壁浆膜层的浸润深度与小网膜有无种植病灶。同时,确认原发病灶的活动度,判断有无周围脏器的直接浸润。

7 观察道格拉斯窝（或膀胱直肠窝）与左膈下、行腹腔脱落细胞学检查（图Ⅱ-3-4,Ⅱ-3-5）

　　在道格拉斯窝和左膈下,均通过 Salem Sump 管进行行腹腔脱落细胞学检查,在这两处分别注入 20 ml 生理盐水,吸出生理盐水后,行快速细胞学检查。观察道格拉斯窝时,采用头稍低位,使坠入骨盆的小肠尽量向头侧移动,以确保盆腔内的视野,从而便于确认种植病灶及行腹腔脱落细胞学检查。

　　对左膈下行腹腔脱落细胞学检查时,容易受大网膜干扰,采取头稍高位,将大网膜适当向尾侧牵拉后,再进行检查。此时,务必避免损伤脾脏包膜。

　　对于女性患者,还要观察子宫及双侧卵巢,确认有无 Krukenberg 瘤。

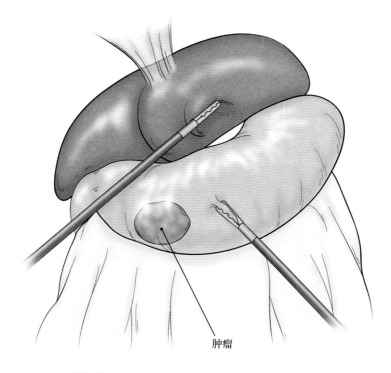

肿瘤

图Ⅱ-3-3　观察原发病灶及确定原发病灶的活动度

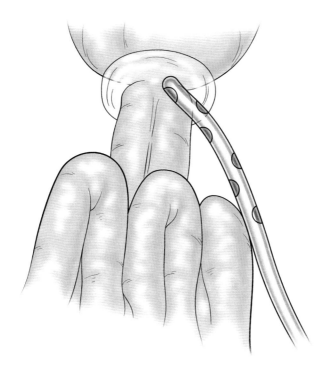

图Ⅱ-3-4 腹腔脱落细胞学检查（道格拉斯窝）

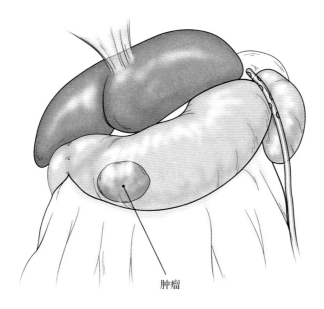

肿瘤

图Ⅱ-3-5 腹腔脱落细胞学检查（左膈下）

8 从 Treitz 韧带开始观察小肠壁及肠系膜（图Ⅱ-3-6）

　　将横结肠向头侧、腹侧上提，确认肠系膜根部有无浸润。从肠系膜根部开始，向远侧肠管方向确认有无小肠壁及肠系膜的种植性病变。观察整个小肠比较困难，有时可能遗漏腹膜转移。观察时，要把握好小肠及肠系膜的抓持力度，并使小肠及肠系膜保持适当的张力。

　　使用手术钳时，可能损伤小肠壁及肠系膜，导致出血。

9 切开网膜囊（怀疑胰腺浸润时）（图Ⅱ-3-7）

　　为判断胃后壁的浸润深度，应切开网膜囊。尤其对于肿瘤主要位于后壁的病例，要确认有无胰腺的直接浸润。为减少出血，尽量在血管稀少之处小范围地切开大网膜及网膜囊。有时，腹膜转移仅见于网膜囊内。

10 切除组织、行常规病理检查

　　以上操作确认了腹膜转移的有无及其部位，同时确定了最容易切取的腹膜种植结节。先用超声刀切开结节周围的腹膜，再用 1 把手术钳抓持组织，切除腹膜种植结节。

　　如有腹膜种植结节，进行本操作，同时行常规病理检查。

11 关闭切口

　　拔出 5 mm 穿刺锥，确认无出血后，解除气腹。

　　然后，将预留的腹壁缝线结扎，将包括脐部在内的 3 处皮肤切口用可吸收线缝合。

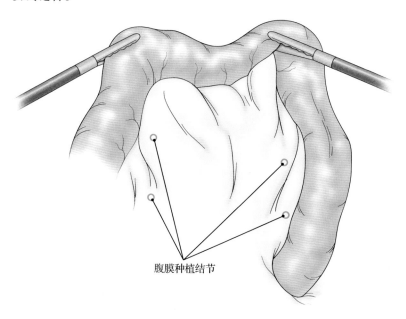

腹膜种植结节

图Ⅱ-3-6　肠系膜的观察

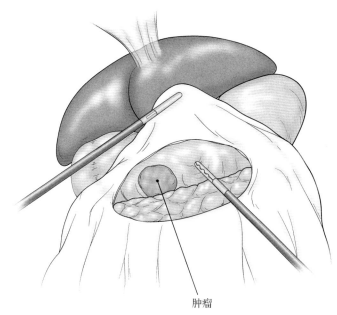

肿瘤

图Ⅱ-3-7 切开网膜囊,确认有无胰腺浸润

术后处理

● 术后观察患者的意识状态,注意生命体征的变化。

● 术后第 2 日行验血与 X 线检查,如无异常,则考虑出院。

应注意的并发症

▋下肢深静脉血栓

关于下肢深静脉血栓的预防见前文。

▋腹壁的损伤

插入穿刺锥时,应避免损伤腹壁下动静脉等血管。在癌研有明医院,置入第 1 个穿刺锥后,在置入第 2 个和第 3 个穿刺锥时,将手术室的照明灯调暗,使腹腔内的腹腔镜光源透过腹壁,以便观察腹部血管,避免发生损伤。

▋气胸

在对膈肌表面的腹膜种植结节进行活检时,热损伤可造成膈肌穿孔,使腹腔内的 CO_2 进入胸腔,可能导致气胸。

▋肠管的损伤

在置入第 1 个穿刺锥时,务必避免损伤肠管。在癌研有明医院,术者会先确认腹腔内情况,然后再置入第 1 个穿刺锥。另外,必须注意的是,在腹腔镜下使用手术钳时,可能导致视野外的脏器损伤,务必要小心。

▇腹腔内出血

粗暴地牵拉大网膜或横结肠可导致脾下极被膜发生损伤和出血。另外,手术钳在腹腔镜视野外进出时,务必要小心,以避免视野外的出血或损伤。

应最大限度地减小腹腔镜探查的创伤性,以便尽早进入下一步的治疗。尽量避免以上并发症,以免延误癌症的治疗。

手术要点	●如果存在腹膜转移等不可治愈的胃癌,即便采用腹腔镜探查,也不可因手术影响患者的生活质量。 ●进行腹腔镜探查时,务必要小心、细致,以保证安全。

参考文献

[1] 坂本　渉ほか:4型胃癌を中心とした高度進行胃癌に対する審査腹腔鏡の意義.日内鏡外会誌 2014; 16: 299-303.

[2] 川端良平ほか:審査腹腔鏡が診断・治療方針決定に有用であったスキルス胃癌の1例.癌と化学療法 2011; 38: 2137-9.

[3] 平尾素宏ほか:未分化胃癌に対する診断的腹腔鏡検査.外科治療 2010; 103: 340-4.

[4] 吉川貴己ほか.進行胃癌における審査腹腔鏡の位置づけ.State of the art(胃がん perspective) 2012; 5: 24-31.

[5] 日本胃癌学会(編):胃癌取扱い規約 第14版.金原出版, 2010.

3.2 幽门狭窄的胃空肠短路手术

京都第一红十字医院消化外科　窪天健

适应证

　　胃空肠短路手术是胃癌的姑息性手术。

● 胃空肠短路手术的适应证是胃体中部以下的胃癌,这类胃癌是指无法切除的肿瘤侵犯邻近脏器并导致幽门狭窄或出血。

术式要点

　　曾经采用单纯的胃 – 空肠吻合(Billroth–Ⅱ吻合)+Braun 吻合的术式,食物与肿瘤接触引起的出血或肿瘤直接侵犯吻合口造成的吻合口狭窄往往会导致进食障碍。后来就设计出离断胃体及旷置肿瘤侧的胃 – 空肠吻合,即旷置性胃 – 空肠吻合。据报道,该方法可降低出血频率,延长经口进食的时间,改善生活质量。

　　为防止胆汁向胃内反流及食物流入输入袢,行 Roux–en–Y 的旷置性胃 – 空肠吻合,并且不完全离断胃体。

术前准备

● 行胃空肠短路手术的大前提是无吻合口远端肠内容物通过障碍,即无梗阻。在术前,必须进行相应检查以正确诊断病变。通过上消化道内镜检查及胃钡透检查,评价肿瘤的近侧范围,判断是否可行胃空肠短路手术。行 CT 检查时,注意有无腹水、腹膜种植结节及肝转移等远处转移,以考虑预计生存时间。

● 与其他手术一样,必须进行术前全身评价。如术前存在营养不良、贫血或脱水,则给予术前纠正。如有可能,在精查期间,将鼻胃管放置在肿瘤以下的部位,以进行术前营养支持。如胃明显扩张或胃内有残渣,则行鼻胃管减压。

● 胃空肠短路手术后,患者可能无法在预期时间内开始进食,还可能出现吻合口并发症,必须在术前告知患者这些情况,并取得患者的同意。

● 进展期胃癌患者的血液呈高凝状态,即使手术时间短,也不可忽视下肢静脉血栓的预防。术前,可采用间歇性充气加压等方法进行预防。

手术步骤

1 入路
2 观察腹腔
3 确定吻合口位置、处理大弯侧血管
4 不完全离断胃

5 上提空肠的处理
6 胃－空肠吻合
7 空肠－空肠Y型吻合
8 关闭切口

手术技术

1 入路

如采用开腹手术,则于上腹部正中处切开至脐上。如患者无上腹部手术史,可采用更微创的腹腔镜手术。如采用腹腔镜手术,体位同常规的腹腔镜下胃切除术,采用5孔法进行手术,患者右腹部的操作孔为12 mm(图Ⅱ–3–8)。

2 观察腹腔

对肿瘤进行评价,确认是否与术前诊断有出入。如有必要,可行腹水(灌洗液)脱落细胞学检查。确认拟吻合处及上提的空肠无病变累及。

A

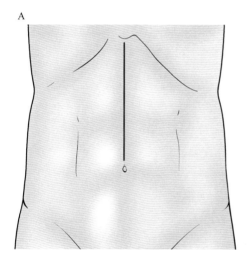

B

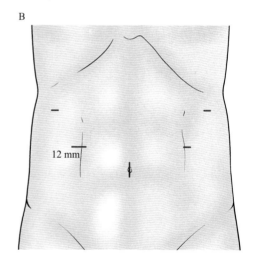

12 mm

图Ⅱ–3–8　切开皮肤

3 确定吻合口位置、处理大弯侧血管

确定吻合口位置时,应在肿瘤口侧留出足够的距离,以处理大弯侧血管(图Ⅱ–3–9)。使用器械行侧侧吻合。不必处理血管的总长度。

4 不完全离断胃

旷置肿瘤侧的胃,自大弯侧用闭合器(1~2个钉仓)离断胃。不完全离

断胃,以防止肿瘤导致完全梗阻,从而出现盲端。胃的小弯侧流出道留出
1 指宽的空间就足够了(图Ⅱ-3-10)。

手术要点	小弯侧留出 1 指宽的空间就足够了。

5 上提空肠的处理

确认 Treitz 韧带,用闭合器离断韧带下方 20 cm 处的空肠,处理 1~2 根
直动脉,并处理小肠系膜至边缘动脉(图Ⅱ-3-11)。

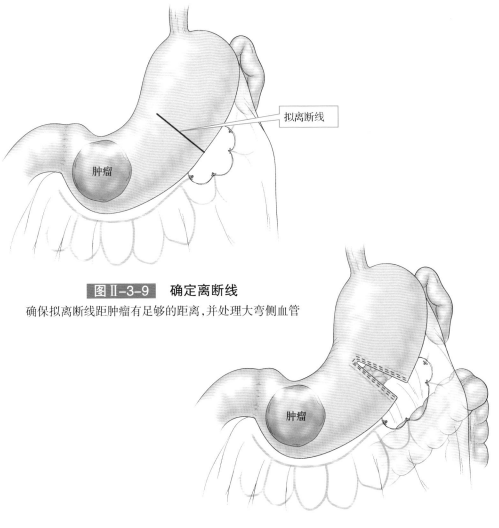

拟离断线

图Ⅱ-3-9　确定离断线
确保拟离断线距肿瘤有足够的距离,并处理大弯侧血管

肿瘤

图Ⅱ-3-10　胃的不完全离断
沿着拟离断线,用闭合器分 1~2 次自大弯侧行胃的不完全离断

6 胃－空肠吻合

首先,切除口侧胃大弯的闭合角以作为闭合器的插入孔。然后,于结肠前提起空肠,在距断端 6 cm 处制作闭合器插入孔。用闭合器行胃后壁与上提空肠的侧侧吻合(图Ⅱ-3-12)。确认胃壁全层进入闭合器后,再进行吻合。另外,确认吻合后的肠腔内有无出血。

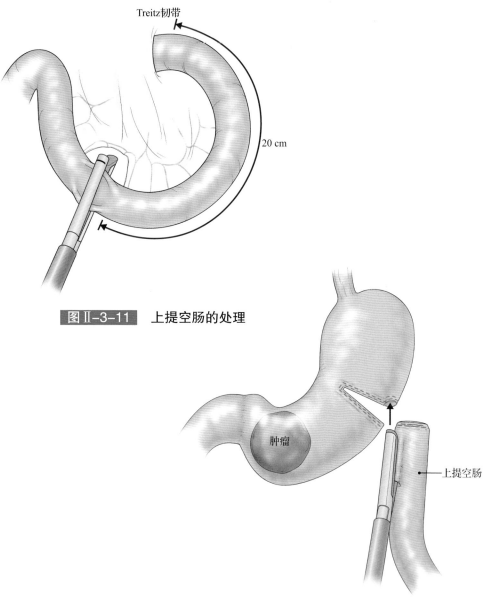

Treitz韧带

20 cm

图Ⅱ-3-11　**上提空肠的处理**

肿瘤

上提空肠

图Ⅱ-3-12　**胃－空肠吻合**

自口侧胃大弯的闭合角与距空肠断端 6 cm 处插入闭合器,行侧侧吻合于共同开口行手工缝合时,如在腹腔镜下操作,则在共同开口处缝合 3 针以作为牵引,并用闭合器关闭共同开口。

手术要点	在胃大弯后壁进行吻合。

⑦ 空肠－空肠 Y 型吻合

于胃－空肠吻合口远端 35 cm 处,行空肠－空肠 Y 型吻合。如为开腹手术,则行手工侧侧吻合。如采用腹腔镜,则于观察孔处做 2.5~3 cm 的辅助切口,使用闭合器于体外行侧侧吻合。(图Ⅱ-3-13)关闭共同开口时,可采用手工缝合。

⑧ 关闭切口

完成吻合后,确认吻合口状态,适当加强缝合。

即使是短路手术,为防止内疝,也应关闭肠系膜裂孔(图Ⅱ-3-14)。冲洗腹腔,不放置引流管。

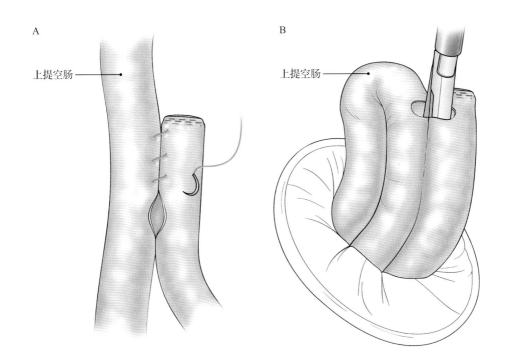

A

上提空肠

B

上提空肠

图Ⅱ-3-13 空肠－空肠 Y 型吻合

于胃－空肠吻合口远端 35 cm 处,行空肠－空肠 Y 型吻合。如为开腹手术,则行手工侧侧吻合(A)。如为腹腔镜手术,则经辅助切口,于体外用闭合器行侧侧吻合(B)

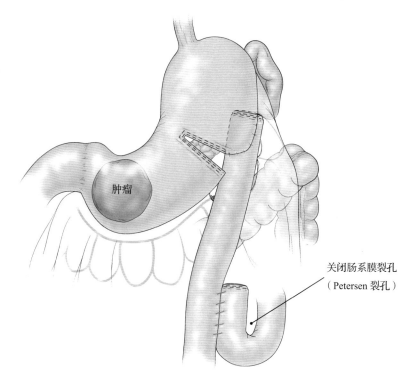

关闭肠系膜裂孔
（Petersen 裂孔）

图 Ⅱ-3-14　　手术完成的示意图

术后处理

- ●原则上,术后不放置经鼻胃管。
- ●术后第 2 日开始喝水,然后逐步进食。
- ●无特殊情况,术后不行透视检查。

参考文献

[1] 佐藤力弥ほか：切除不能進行癌に対する消化管バイパス手術の検討．日臨外会誌 2012; 73: 1616-21.

[2] Devine HB: Gastric exclusion. Surg Gynecol Obstet 1928, 47: 239-44.

[3] 小野慶一ほか：切除不能幽門癌に対する空置的胃空腸吻合術．外科診療 1972; 14: 1361-4.

[4] 荒井邦佳ほか：術後の quality of life および予後からみた切除不能胃癌に対する空置的胃空腸吻合術の有用性．日消外会誌 1995; 28: 645-649.

[5] Kaminishi M, et al: Stomach-partitioning gastrojejunostomy for unresectable gastric carcinoma. Arch Surgery 1997; 132: 184-7.

[6] 小林隆夫：癌と血液凝固．Mebio 1997; 14: 875-80.

3.3 胃黏膜下肿瘤的腹腔镜联合内镜胃局部切除术

癌研有明医院消化中心外科　**比企直树、布部创也**

对于以胃肠道间质瘤（gastrointestinal stromal tumor，GIST）为主的胃黏膜下肿瘤（submucosal tumor，SMT），可采用腹腔镜下局部切除术。然而，对于胃内发育型 SMT，由于腹腔镜从浆膜面难以辨认肿瘤，因此会过多地切除肿瘤周围组织，导致胃壁变形与食管通过障碍。尤其是食管胃接合部附近的胃内发育型 SMT，如切除食管胃接合部过多，则有导致狭窄的危险。对于这样的病例，多选择近端胃切除术或全胃切除术。胃的缺失会造成进食量减少，进而导致术后生活质量下降。

在我院，对于 5 cm 以下的胃内发育型 SMT，为实现胃壁的最低限度切除，采用腹腔镜联合内镜胃局部切除术（laprascopy endoscopy cooperative surgery，LECS）。LECS 可利用内镜的黏膜下剥离术（endoscopic submucosal dissection，ESD）行胃的局部切除。LECS 最早由比企直树等人于 2008 年报道，现已有各种关于 LECS 的报道。本章所指的 LECS 是本院采用 ESD 的 LECS，即经典的 LECS。

术前检查

- 通过内镜和 CT 确认肿瘤的腔内发育程度。
- 内镜下确认有无凹陷及黏膜缺损。

手术步骤

1 穿刺孔位置的选择

2 确定肿瘤类型及处理周围血管

3 内镜操作（切开黏膜）

4 腹腔镜操作（胃壁的"皇冠状"悬吊）

5 内镜操作（切开浆肌层）

6 腹腔镜操作（切开浆肌层）

7 设计胃壁开口的闭合线

8 用闭合器关闭胃壁开口

手术技术

1 穿刺孔位置的选择

通过脐下开腹法，置入带球囊的气腹穿刺器，建立气腹，将脐部穿刺孔作为观察孔。

左侧的 2 个 12 mm 穿刺孔用于助手的手术钳操作,右上腹的 5 mm 穿刺孔用于术者的手术钳操作,右下腹的 12 mm 穿刺孔用于超声凝固切开装置、血管闭合系统及腔镜闭合器的出入(图Ⅱ-3-15)。

如有必要,可牵开肝脏,为使术后肝功能异常的风险降至最低,笔者选择使用带有硅胶带的体内器官拉钩(图Ⅱ-3-16)。

2 确定肿瘤类型及处理周围血管

联合使用内镜及腹腔镜确认病变类型(胃内发育型或胃外发育型),如为胃内发育型,则选择 LECS。内镜下充气可增加肠管内气体,这会影响手术操作,故在 Treitz 韧带下方 3~5 cm 处夹闭空肠。对于有条件采用 CO_2 送气的医疗机构,则无须夹闭空肠。

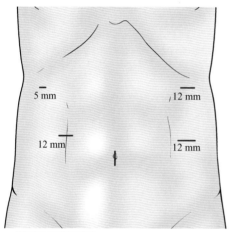

5 mm　　　　12 mm

12 mm　　　　12 mm

图Ⅱ-3-15 穿刺孔位置的选择

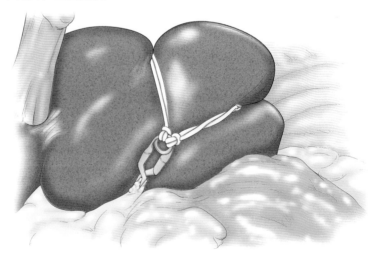

图Ⅱ-3-16 牵开肝脏

切除肿瘤时,最低限度地处理血管。将病灶周围含有血管的腹膜用超声刀谨慎地逐层切开,当显露血管的层面时,边止血边处理血管。

3 内镜操作（切开黏膜）

在内镜下,于距 SMT 约 2 mm 处,用针状电刀进行标记。在标记处周围,局部注射含靛蓝胭脂红与肾上腺素的甘油。然后,用针状电刀行预切开,用 IT Knife 2® 于 SMT 周围行全周切开,直至黏膜下层（图Ⅱ–3–17）。

4 腹腔镜操作（胃壁的"皇冠状"悬吊）

通过内镜及腹腔镜确认肿瘤位置,在腹壁皮肤处,用标记笔标记肿瘤位置（图Ⅱ–3–18）。在肿瘤外侧及 ESD 的黏膜切开线外侧,用 Endoclose®钩针穿过胃壁全层,向腹壁方向悬吊（图Ⅱ–3–19）。通过 5~6 针的全周性悬吊,将肿瘤附着处的胃壁呈"皇冠状"上提。

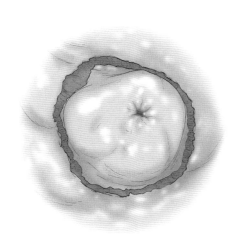

图Ⅱ–3–17　行 ESD 切开黏膜及黏膜下层

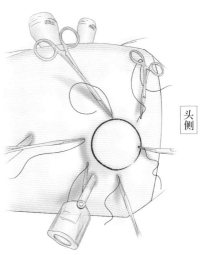

头侧

图Ⅱ–3–18　腹壁上的肿瘤位置标记

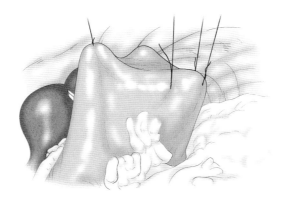

图Ⅱ–3–19　向腹壁方向悬吊胃壁

5 内镜操作（切开浆肌层）

在内镜下，用针状电刀行全层切开（主动穿孔）。在腹腔镜下，确认穿孔的部位，避免损伤脏器。

用针状电刀或 IT Knife 2®沿 ESD 的黏膜切开线全层切开，此时，在腹腔镜下利用操作钳夹持切开的胃壁，这样可使胃壁保持一定的张力。然后，在胃壁的切开层，配合使用 IT Knife 2®，以便进行内镜下的切开（图Ⅱ-3-20）。另外，由于胃壁呈"皇冠状"悬吊，胃壁保持着最低限度的张力，因此，胃液不会流入腹腔。

胃壁切开过程中的出血可通过腹腔镜下的柔凝装置或电凝吸引器进行控制。

6 腹腔镜操作（切开浆肌层）

当在内镜下难以进行胃壁的切开操作时，可在腹腔镜下使用超声凝固切开装置，以便切开胃壁。

在标本掉入"皇冠"内时，准备标本袋。回收标本时，确保肿瘤不触碰腹壁，以及胃液无溢出。

7 设计胃壁开口的闭合线

设计胃壁开口的闭合线极为重要。尽量沿胃的短轴方向关闭胃壁开口。此时，已充分开放网膜囊，可随意调整胃体方向，并设定闭合线。

为设计出最理想的闭合线，在悬吊线中，选择拟离断线的起点与终点（图Ⅱ-3-21）。

使终点的悬吊线的刺入处与插入闭合器的穿刺孔之间呈直线，在该直线上，提起起点处的悬吊线，则可使闭合线呈直线（图Ⅱ-3-22）。

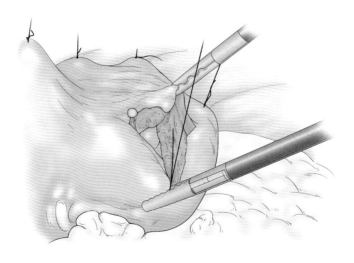

图Ⅱ-3-20 用 IT Knife 2®行胃壁全层切开（内镜下）

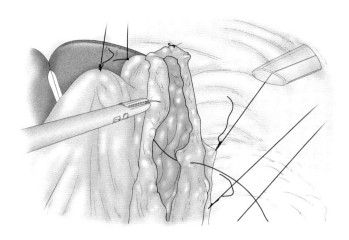

图Ⅱ-3-21 胃壁开口的拟闭合线

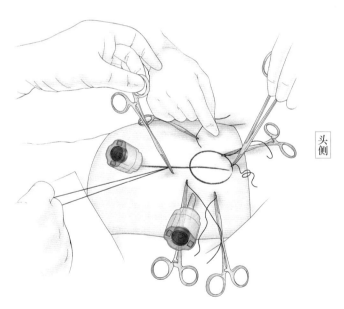

头侧

图Ⅱ-3-22 从腹壁设定胃壁的闭合线

8 用闭合器关闭胃壁开口

　　首先,将切除肿瘤后的胃壁开口用闭合器(或腹腔镜持针器)进行关闭,可通过腹腔镜下缝合技术(手工吻合技术)进行关闭(图Ⅱ-3-23)。

　　然后,在腹腔镜下及内镜下确认胃壁的闭合线(图Ⅱ-3-24)。

　　最后,用约 1000 ml 生理盐水冲洗腹腔,完成手术。

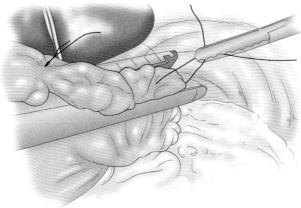

图Ⅱ-3-23　用闭合器关闭胃壁开口

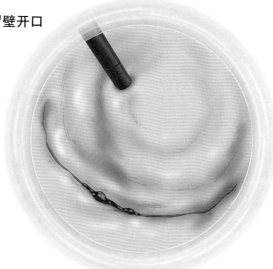

图Ⅱ-3-24　确认闭合线

参考文献

[1] Aogi K, et al: Laparoscopic resection of submucosal gastric tumors. Surg Today 1999; 29: 102-6.

[2] Nishimura J, et al: Surgical strategy for gastric gastrointestinal stromal tumors: laparoscopic vs. open resection. Surg Endosc 2007; 21: 875-8.

[3] Nguyen SQ, et al: Laparoscopic management of gastrointestinal stromal tumors. Surg Endosc 2006; 20: 713-6.

[4] Kim HS, et al: Laparoscopic surgery for submucosal tumor near the esophagogastric junction. J Laparoendosc Adv Surg Tech A 2013; 23: 225-30.

[5] Karanicolas PJ, et al: Quality of life after gastrectomy for adenocarcinoma: a prospective cohort study. Ann Surg 2013; 257: 1039-46.

[6] Hiki N, et al: Laparoscopic and endoscopic cooperative surgery for gastrointestinal stromal tumor dissection. Surg Endosc 2008; 22: 1729-35.